2013年11月27日习近平同志在山东考察工作时亲切寄语"阳光大姐"：

家政服务大有可为，要坚持诚信为本，提高职业化水平，做到与人方便、自己方便。

据新华社济南2013年11月28日电

图书在版编目（CIP）数据

宝宝生病不发愁 / 李燕等著 . —济南：山东教育出版社，2015（2024.3 重印）
（阳光大姐金牌育儿系列 / 卓长立，姚建主编）
ISBN 978-7-5328-8862-7

Ⅰ . ①宝… Ⅱ . ①李… Ⅲ . ①小儿疾病—防治
Ⅳ . ① R72

中国版本图书馆 CIP 数据核字（2015）第 135960 号

YANGGUANG DAJIE JINPAI YU'ER XILIE
BAOBAO SHENGBING BU FACHOU

阳光大姐金牌育儿系列　　　　　　　卓长立　姚　建　主编
宝宝生病不发愁　　　　　　　　　　　　　李　燕　等著

主管单位：山东出版传媒股份有限公司
出版发行：山东教育出版社
　　　　　地址：济南市市中区二环南路 2066 号 4 区 1 号　　邮编：250003
　　　　　电话：（0531）82092660　　网址：www.sjs.com.cn
印　　刷：山东黄氏印务有限公司
版　　次：2015 年 5 月第 1 版
印　　次：2024 年 3 月第 2 次印刷
开　　本：710 毫米×1000 毫米　1/16
印　　张：9.5
字　　数：115 千
定　　价：32.00 元

（如印装质量有问题，请与印刷厂联系调换）印厂电话：0531-55575077

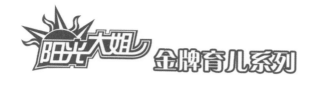

阳光大姐 金牌育儿系列

宝宝生病不发愁
婴幼儿常见病预防及护理

主 编：卓长立　　　李 燕 /口述
　　　　姚 建　　　　王晓燕 /执笔

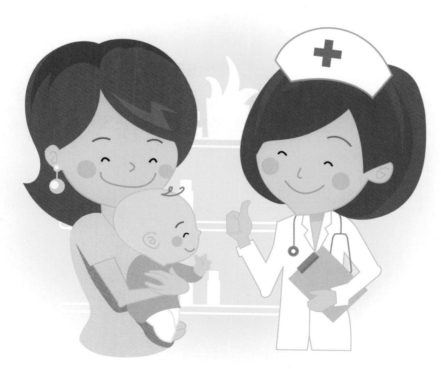

山东教育出版社

·济南·

指导单位：中华全国妇女联合会发展部
　　　　　山东省妇女联合会
支持单位：全国家政服务标准化技术委员会
　　　　　济南市妇女联合会

主　　编：卓长立　姚　建
副主编：高玉芝　陈　平　王　莹
参加编写人员：
　　　　　王　霞　刘桂香　李　燕　时召萍　周兰琴
　　　　　聂　娇　亓向霞　李　华　刘东春　苏宝菊
　　　　　马济萍　段　美　朱业云　申传惠　王　静
　　　　　王　蓉　李　晶　高爱民　秦英秋　吕仁红
　　　　　邹　卫　王桂玲　肖洪玲　王爱玲

总　序

　　这是一套汇聚了济南"阳光大姐"创办十多年来数千位优秀金牌月嫂集体智慧的丛书；这是一套挖掘"阳光大姐"金牌月嫂亲身经历过的成千上万个真实案例、集可读性和理论性于一体的丛书；这是一套从实践中来、到实践中去，经得起时间检验的丛书；这是一套关心新手妈妈的情感、生理、心理等需求，既可以帮助她们缓解面对新生命时的紧张情绪，又能帮助她们解决实际问题的充满人文关怀的丛书。

　　《阳光大姐金牌育儿》丛书出版历经一年多的时间，从框架搭建到章节安排，从案例梳理到细节描绘，都是一遍遍核实，一点点修改……之所以这样用心，是因为我们知道，这套丛书肩负着习近平总书记对家政服务业"诚信"和"职业化"发展重要指示的嘱托。

　　时间回溯到2013年11月27日，正在山东考察工作的习近平总书记来到济南市农民工综合服务中心。在济南阳光大姐的招聘现场，面对一群笑容灿烂、热情有加的工作人员和求职者，总书记亲切地鼓励她们：家政服务大有可为，要坚持诚信为本，提高职业化水平，做到与人方便、自己方便。

　　习近平总书记的重要指示为家政服务业的发展指明了方向。总结"阳光大姐"创办以来"诚信"和"职业化"发展的实践经验，为全国家政服务业的发展提供借鉴，向广大读者传递正确的育儿理念和育儿知识，正是编撰这套丛书的缘起。

济南阳光大姐服务有限责任公司成立于2001年10月，最初由济南市妇联创办。2004年，为适应社会需求，实行了市场化运作。"阳光大姐"的工作既是一座桥梁，又是一条纽带：一方面为求职人员提供教育培训、就业安置、权益维护等服务，另一方面为社会家庭提供养老、育婴、家务等系列家政服务，解决家务劳动社会化问题。公司成立至今，已累计培训家政服务人员20.6万人，安置就业136万人次，服务家庭120万户。

在发展过程中，"阳光大姐"兼顾社会效益与经济效益，始终坚持"安置一个人、温暖两个家"的服务宗旨和"责任+爱心"的服务理念。强化培训，推进从业人员的职业化水平，形成了从岗前、岗中到技能、理念培训的阶梯式、系列化培训模式，鼓励家政服务人员终身学习，培养知识型、技能型、服务型家政服务员，5万余人取得职业资格证书，5000余人具备高级技能，16人被评为首席技师、突出贡献技师，成为享受政府津贴的高技能人才，从家政服务员中培养出200多名专业授课教师。目前，"阳光大姐"在全国拥有连锁机构142家，家政服务员规模4万人，服务遍布全国二十多个省份，服务领域涉及母婴生活护理、养老服务、家务服务和医院陪护4大模块、12大门类、31种家政服务项目，并将服务延伸至母婴用品配送、儿童早教、女性健康服务、家政服务标准化示范基地等10个领域。2009年，"阳光大姐"被国家标准委确定为首批国家级服务业标准化示范单位，起草制订了812项企业标准，9项山东省地方标准和4项国家标准；2010年，"阳光大姐"商标被认定为同行业首个"中国驰名商标"；2011年，"阳光大姐"代表中国企业发布首份基于ISO26000国际标准的企业社会责任报告；2012年，"阳光大姐"承担起全国家政服务标准化技术委员会秘书处工作，并被国务院授予"全国就业先进企业"称号；2014年，"阳光大姐"被国家标准委确定为首批11家国家级服务业标准化示范项目之一，始终引领家政行业发展。

《阳光大姐金牌育儿》系列丛书对阳光大姐占据市场份额最大的月嫂育儿服务进行了细分，共分新生儿护理、产妇产褥期护理、月子餐制作、婴幼儿辅食添加、母乳喂养及哺乳期乳房护理、婴幼儿常见病预防及护理、婴幼儿好习惯养成、婴幼儿抚触及被动操等八个主题。

针对目前市场上出现的婴幼儿育儿图书良莠混杂，多存在简单理论堆砌、可操作性不强等问题，本套丛书通过对"阳光大姐"大量丰富实践和生动案例的深入挖掘和整理，采用"阳光大姐"首席技师级金牌月嫂讲述、有过育儿经验的"妈妈级"专业作者执笔写作、行业专家权威点评"三结合"的形式，面向广大读者传递科学的育儿理念和育儿知识，对规范育儿图书市场和家政行业发展必将起到积极的推进作用。

"阳光大姐"数千位优秀月嫂亲身经历的无数生动故事和案例是本套丛书独有的内容，通过执笔者把阳光大姐在实践中总结出来的诸多"独门秘笈"巧妙地融于故事之中，使可读性和实用性得到了很好的统一，形成了本套丛书最大的特色。

本套丛书配之以大量图片、漫画等，图文并茂、可读性强，还采用"手机扫图观看视频"（AR技术）等最新的出版技术，开创"图书+移动终端"全新出版模式。在印刷上，采用绿色环保认证的印刷技术和材料，符合孕产妇对环保阅读的需求。

我们希望，《阳光大姐金牌育儿》系列丛书可以成为贯彻落实习近平总书记关于家政服务业发展重要指示精神和全国妇联具体安排部署的一项重要成果；可以成为月嫂从业人员"诚信"和"职业化"道路上必读的一套经典教科书；可以成为在育儿图书市场上深受读者欢迎、社会效益和经济效益双丰收的精品图书。我们愿意为此继续努力！

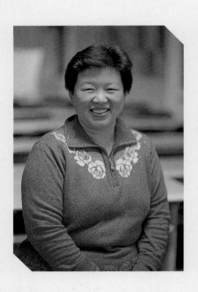

前　言

我这样走来——李燕大姐访谈录

"我曾经是一名幼儿园教师，干了十年，后来被安排到商场上班，结果商场转制，待岗在家，当时正巧看到'阳光大姐'在电视上做宣传，我就来了，因为我特别喜欢孩子，那时的'阳光大姐'还叫阳光大姐服务社。"谈到最初到"阳光大姐"工作的缘由时，李燕大姐如是说。

李燕，"阳光大姐"婴幼儿常见病预防和护理培训讲师。从2006年开始，给众多"阳光大姐"的月嫂讲解婴幼儿常见病的知识和自己在护理方面的经验心得，深受月嫂们的信赖和推崇。在我的想象中，她应该是风风火火的性格，话语里总会透着不容人质疑的骄傲。

结果却截然相反。

眼前的她说起话来慢条斯理，不急不慢，一说话嘴角就向上翘起，眼睛也弯弯的满是笑意，朴实、和气、温暖，跟我原本设想的金牌月嫂形象并不一致，是我想当然了。受到各种各样挑剔家长的认可，成长为"阳光大姐"的代表人物之一，除了专业的知识，温婉和善的性格自然也是不可或缺的。

——你在"阳光大姐"的成长过程是怎样的？

——我是和"阳光大姐"一起成长起来的。2001年"阳光大姐"成立，我2002年加入"阳光大姐"，当时只有几十位月嫂。2004年1月，卓长立总经理来到"阳光大姐"开始了一系列改革。根据当时的工作经验我成为了四星级月嫂，当年夏天我们开始五星级考试，每次只有10个晋级名额，经过努力我成为了第一批升上五星级的月嫂。2005年又成为第一批金牌月嫂。随着"阳光大姐"制度的不断完善，后来我又成为了首席月嫂，现在是技师。"阳光大姐"一路成长，我也一路成长。

——您现在的成绩，除了"阳光大姐"的培养，有什么人是您特别感激的吗？

——在这十几年的成长历程中，我最感激的是山东财政学院（现山东财经大学）的郭教授。那是2002年，我刚成为月嫂不久，育儿知识极其欠缺，在我进家服务的第二天，老教授就把她家的育儿书籍拿出来，对我说：小李，你多看看这些书，对你将来会有帮助。在郭教授家服务的那段时间，别的活儿她都不让我干，就让我专心照顾她的孙子，如果孩子睡了，就让我看书，增长育儿知识。

因为郭教授的启发，我知道了知识的重要性，之后我自己买了很多婴幼儿常见病预防和护理方面的书籍，不断学习提高自己。在日常工作中这些知识的累积，常常很快就能用到工作实践当中，使我在孩子刚有了轻微的症状时，就能准确判断孩子身体哪些方面出现了异常，及早发现，及早治疗，不至于耽误孩子的病情。

——有什么典型的事例吗？

——服务完郭教授家之后，我进入山东财政学院的另一位老师家，这家的孩子得了肺炎，那时不像现在这样我们月嫂有完善的培训体系，有老师教，都是得自己积累知识。正巧我在郭教授家看到过有关肺炎这方面的知识，当时孩子口吐泡泡，用很小的奶嘴喂奶也呛咳，我就对孩子妈妈说，现在孩子体温没升高，只是有一些肺炎的症状，但还不能就此确认是肺炎，咱们一定要注意观察。第二天孩子妈妈说，昨天晚上孩子哭闹得厉害，咱们去医院看看吧。我们就去了医院，一检查孩子果然是吸入性肺炎，还好发现得及时。

——是什么样的机缘让您成为"阳光大姐"讲解婴幼儿常见病预防和护理的讲师？

——2005年冬天，我给一个客户服务，这家宝宝的爸爸要求比较严格，在我去之前，他从网上收集了各种婴儿护理和常见病防治方面的问题准备考我，但每提问一个问题我都能正确回答，结果这位宝宝爸爸由原来的怀疑变为对我的认可，我整整在他家干了18个月。

这期间，我陆续参加升级考试，从四星级一直升到金牌，工资也在不停地涨，但孩子爸爸说无论我工资涨到什么程度，都要一直用我，因为我的专业知识比较过硬，照顾孩子他比较放心，这样我照顾了他女儿一年半。"阳光大姐"领导了解到这些情况后，就让我给月嫂讲解婴幼儿常见病的预防和护理方面的知识，领导一开始也是抱着试试看的想法，后来通过一次次的升星考试、一次次的各方面考核，领导认为我在常见病预防和护理方面掌握的知识比较全面，就这样一直让我给月嫂教授这方面的知识。2010年到2011年我通过学习，又通过了技师考试。

"当然，我们月嫂毕竟不是医生，我们不能代替医生去诊断孩子，当我们的看法和医生不同时，我们遵循的原则是以医生的诊断为准。这本书不是医生编撰的婴幼儿常见病百科大全，而是讲述我们遇到的婴幼儿常见病的典型案例，并介绍我们'阳光大姐'总结出来的预防、判断方法和家庭护理方法，给普通家长一些启示。"李燕大姐如此强调。

说到自己的专业，李燕大姐始终条理清晰，侃侃而谈。

而我们的谈话内容不全部是"鲜花与掌声"，说到月嫂工作的艰辛，别人的不理解、不尊重，李大姐也不免神伤，谈到曾经有一位客户的无理取闹，她还委屈地流下眼泪来。

在这个变迁的时代，李燕大姐的成长无疑是"中国梦"的有力注解，是每一个普通人都能看得到、摸得着的正能量。有过挫折，踏着一路平凡，凭借自己的勤劳朴实、不断学习，成为一面旗帜，一种代表，这给了我们每个平凡的人以力量！

最后我们必须将李燕大姐耀眼的履历摆出来：

2005年全国优秀家政服务员、全国母婴护理"金考拉"奖；

2006年、2012年济南市首届职业技能大赛养老护理员第一名；

2006年济南市突出贡献技师、济南市建功立业先进个人、三八红旗手；

2010年济南市五一劳动奖章、济南市首席技师。

那个朴实平和的她，那个温柔温暖的她，那个说话不紧不慢的她，那个从不固步自封的她，让这些荣誉证书活灵活现，它们见证着李大姐的成长，让这个看似平凡的阳光大姐可亲又可敬，丰满而立体。

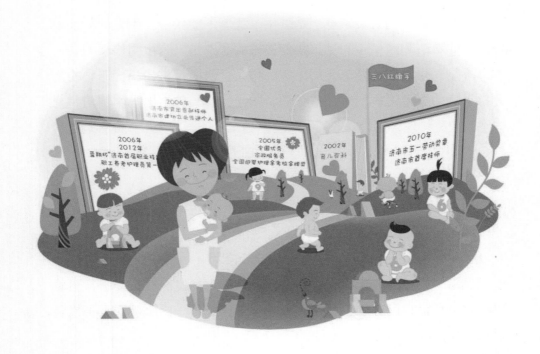

目 录 • contents

01

宝宝家庭护理，这些原则要牢记

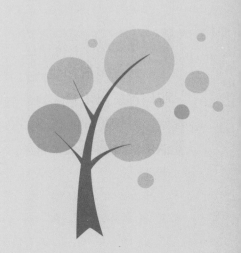

症状早发现，疾病早治疗

新生儿出生后，医生和护士都要给新生儿做详细的身体检查，但我在这里要提醒各位家长，即便医生已经对孩子做了身体检查，我们作为孩子的监护人还是有义务对孩子做一次更为细致的检查。因为有的症状较轻，会被医生忽略；有的症状会"隐藏"起来，医生不一定能够及时发现。家长掌握一些新生儿疾病知识，能及早发现新生儿的不良状况，及早检查和治疗，这对于保证孩子的健康是很有必要的。

我曾经护理过一个宝宝，宝宝妈妈在刚怀孕检查的时候检查出是双胞胎，但随着胎儿在母体里的生长发育，一个慢慢地被另一个吸收了，最终出生的就只有一个宝宝。对于这个硕果仅存的宝宝，一家人自然是高兴得不得了，宝宝被抱回病房后，一家人围着宝宝左看右看，丝毫没有注意到宝宝的异常，或者注意到了，觉得医院没说就是没问题的。我在旁边看到宝宝，觉得他和别的孩子不大一样：脸色发青，脸上、额头上隐隐约约有小小的血点。当时，孩子姥姥和奶奶在旁边，我就对她们说，你家宝宝脸色有点特别，情况看上去很严重，咱们找儿科医生来看看吧。孩子家人一听赶紧叫来了医生、护士，医生给孩子做了详细的检查，确定为卵圆孔未闭，这是一种先天性心脏病，通俗一点说就是心脏瓣膜没有闭合好。

有的孩子患卵圆孔未闭，随着慢慢长大会逐渐自动闭合，并不影响健康。但这个孩子不是，他出现了明显的呼吸急促、缺氧等症状，医生说要是发现得不及时，生命都有危险。

髋关节脱臼也是一种比较常见的新生儿病症。很多新生儿髋关节脱臼都是出生42天到儿童保健科检查的时候才发现的，而很多"阳光大姐"月嫂护理的孩子如果有髋关节异常的情况，通常都会被提早发现，而不需等到一个多月之后的例行检查。这无疑给孩子的及早治疗提供了条件。

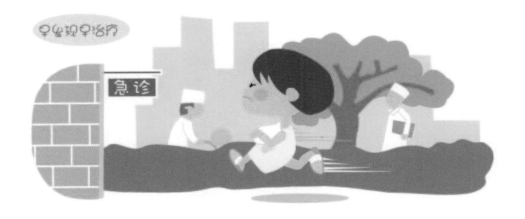

　　髋关节脱臼的孩子，腿没劲，腿部的纹路也不对称。我的做法是给新生儿做抚触时，让宝宝仰躺着，将宝宝的腿部向两侧打开，膝盖往下压。有的宝宝肌张力差，关节紧，就压不到床铺平面，或者一压就哭。再就是将宝宝翻身趴下，对比一下腿部的纹路，有的宝宝纹路是对不齐的。如果有这些症状，应怀疑是不是髋关节有问题，及早带宝宝到医院去检查确诊。

　　在我照看过的孩子里，至少有两个孩子的髋关节脱臼是早期发现的，而不是等到42天去医院复查的时候。尽早去医院给孩子做复位，大大提前了治疗时间，既减轻了痛苦，也确保了治疗效果。

　　有时候面对宝宝的突发病症，及早发现、快速应对至关重要。

　　天天是个白白胖胖的男宝宝，出生在2011年。当时是冬天，天天爸爸感冒了好几天，但没有注意与孩子隔离，结果天天被爸爸传染了，但天天的感冒症状不是很严重。有一天，孩子吃完奶睡着了，大约40分钟后突然哭了一声，紧接着吐出一口黄色的黏液，因为孩子躺着，黏液一下堵住了气管，我一看不好，赶紧将天天的头向下倾斜，拍打后背。在不见好转的情况下，我一边保持头朝下的姿势抱着孩子，一边赶紧往楼下跑，当时楼下正好有一辆启动要走的汽车，我赶忙拍打窗户，司机见状立即开车连闯了两个红灯赶到了医院，孩子及时得到了救治，最终转危为安。大夫说，如果再晚来5分钟，后果不堪设想，多亏发现及时、处置得当才挽救了这个小生命。

作为家人或月嫂，注意观察宝宝的日常表现，及时发现婴儿的异常情况，在第一时间发现宝宝不适或患病的症状，至关重要。在生病的早期进行干预，婴幼儿有可能不用吃药就能好转；及早治疗，能减轻婴幼儿的痛苦，有时甚至可以挽救孩子的生命。

注意辨别宝宝的哭声及原因

哭是新生儿唯一的语言。哭，象征着生命，哭声大小衡量生命的质量，如果新生儿出生时没有哭，医生会立即进行抢救。在我们护理新生儿的整个过程中，宝宝和我们交流的方式就是哭，我们学会听懂这种特殊的语言，就能及时掌握他们的需求，给他们更好的照顾和关爱。

婴儿哭闹并非都是因为患病，孩子少哭、不哭反倒可能是疾病的征兆；而有些婴儿哭闹过多，也可能是患疾病的信号。

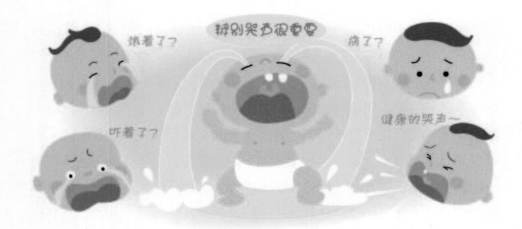

1. 非疾病性啼哭

健康性啼哭

2011年11月我护理了一个名叫小树的男宝宝，出生时体重4.2公斤，各项评分均为10分，非常健康。平时哭声抑扬顿挫，不刺耳，声音节奏感强，无泪液流出，一天哭4~5次，每次哭的时间较短，没有其他症状，不影响饮食、睡眠及玩耍。每当他哭时只要轻轻抚摸，就不哭了。这是健康性啼哭的表现。

饥饿性啼哭

有时，小树哭声中带有乞求，由小到大，很有节奏，不急不缓，当我用手指触碰他面颊时，宝宝会立即转过头来，并有吸吮动作，这时我就告诉小树妈妈，小树这是饿了，只要马上给小树喂奶，他的哭声就止住了。果然，被妈妈喂饱了的小树就不再哭闹了，对着人还会微笑呢。

亮光性啼哭

小树白天睡得很好，可一到晚上就哭闹不止，当打开灯时，哭声就停止了，两眼睁得很大，眼神灵活，我看到这种情况就告诉孩子妈妈：小树这是昼夜颠倒了，在晚上该睡觉的时候想要看到白天的亮光，这是白天睡得过多所致。通过减少白天睡眠、多和孩子说话等办法，过了几天，小树的这种情况就没有了。

过饱性啼哭

多发生在喂哺后，哭声尖锐，两腿弯曲乱蹬，向外溢奶或呕吐，若把宝宝腹部贴着抱起来，往往哭声加剧，甚至呕吐。

2012年冬天，我护理了一个叫丁丁的宝宝，丁丁出生时体重过大，需要奶量较多，吃了60毫升奶粉后，还有要吃的需求，妈妈怕饿着孩子，又给孩子冲调了60毫升的奶粉，刚出生几天的孩子一下吃这么多奶粉，显然是太多了。果然，奶粉吃进去后不久，丁丁就开始哭闹，哭声尖锐，两腿弯曲乱蹬，并且开始溢奶，这明显是吃得过饱的啼哭。

孩子吃得过饱，需要加快消化速度，而此时哭就是最好的消化手段。果然，丁丁哭了大约20分钟就停止了，之后丁丁妈妈再也不敢给孩子冲调那么多奶粉了。

口渴性哭闹

我照顾的玉玉出生在2013年10月。出生第二天，我去医院照顾玉玉妈妈和玉玉，一进入病房我就听见孩子的哭声。因为玉玉家人头天一晚上没给孩子喂水，孩子当时的表情很烦躁，嘴唇干燥，时常伸出舌头舔嘴唇，我看到这种情况，立即给玉玉喂水，轻轻拍了个嗝，她马上就不哭了。

意向性哭闹

玉玉十几天的时候，有一天在吃饱的情况下突然开始哭闹，头部不停地左右摆动，哭声平和，带有颤音。这时我来到她身边并喊玉玉的名字，宝宝听见了，就停止了哭声，双眼一直盯着我，很着急的样子，小嘴唇翘起，发出"哼哼"的声音。我知道这是她想让人抱抱，抱起她之后果然不哭了。

尿湿性啼哭

有一天我在洗手间洗尿布的时候，突然听到玉玉哭了，声音很轻，过去一看也没有眼泪，哭的同时把小被子蹬了，我赶紧摸了摸尿布，原来是尿尿了。

寒冷性啼哭

这事发生在我照顾过的一个叫贝贝的孩子身上。当时是冬天，家里有暖气，贝贝爸妈怕热着孩子，只给孩子穿了很薄的衣服，盖的被子也不厚，而大人当时还穿着很厚的睡衣。我进家的时候，贝贝已经出生一段时间了。贝贝妈妈对我说，贝贝经常哭，不知道怎么回事，正说着孩子就哭了，哭声低沉、有节奏，哭时肢体不动。我摸摸贝贝的手脚，发现小手发凉，嘴唇还发紫，看到这种情况我判断贝贝是凉着了，赶紧给他换上保暖的衣物，并把室温调高了些，他就安静下来不哭闹了。

燥热性啼哭

豆豆2007年夏天出生，当时他家住顶楼，家里温度高达30℃以上，并且没有用空调。有一天，宝宝突然大声啼哭起来，声音充满着不安，四肢舞动，颈部出了好多汗，这明显是室内温度过高引起了宝宝不适应。于是我立即和豆豆妈妈沟通，把客厅空调打开，使室内温度保持在26~28℃，不一会儿温度降了下来，豆豆就不哭了。

疼痛性啼哭

我带豆豆去打乙肝疫苗，当护士把注射器扎入孩子上臂时，孩子哭声比较尖利，这就是他感觉到了刺痛。

有时宝宝被蚊虫叮咬以后也会出现尖利的哭声，应及时检查并在叮咬处涂抹止痒药水，这样宝宝就不哭了；有硬物压在身下，被褥中有异物，都会引起宝宝哭声尖锐，这时就要检查宝宝被褥、衣服里或身下有无异物。

困倦性啼哭

我照顾的一个叫能能的宝宝出生12天的时候，姥姥家来给孩子"过十二日"，探视的客人很多，家里房子不大，显得很乱，这时孩子突然发出一声声阵发性、不耐烦的哭叫声，我知道宝宝这是困了、闹觉了，赶紧让客人离开宝宝的房间，把宝宝放下躺好，宝宝很快就停止了哭闹，安然入睡了。

害怕性啼哭

2014年春天，我一直照顾一个叫妞妞的宝宝。有一天妞妞午睡时，哭声突然发作，刺耳，伴有间歇性号哭，这是宝宝自己睡觉做梦被吓到了。我马上跑过去把妞妞抱起来哄了哄，很快就好了。有时宝宝喝中药时也会有刺耳的哭声，这同样是害怕的哭声。

便前啼哭

鲁俞是我2012年8月带过的一个宝宝。鲁俞每次大便前都会啼哭，而且腹泻，经过医生诊断鲁俞是母乳性腹泻，即对母乳中的某种成分过敏，肠蠕动过快而引起腹痛。找到了病因，宝宝开始服用脱敏的低水解蛋白奶粉，几天以后宝宝的症状就消失了，也不在排大便前哭了。

伤感性啼哭

同样是鲁俞，我通常每天早上10点给他洗澡、做抚触、换衣服，因为他腹痛，大便前啼哭，我就给他停洗了几天。但那几天每到以前的洗澡时间他还是会哭闹。等鲁俞腹痛好了，继续在那个时间段洗澡之后，他就不哭了，洗完换完尿布后很快就入睡了，那时的哭闹便是伤感性啼哭。

吸吮性啼哭

2010年2月苏宝出生，刚出生时家长用奶瓶给孩子喂奶粉，因奶孔过大，出奶量太多，宝宝吞咽不及时，引起呛咳，开始拒吃并大哭起来。等妈妈奶水下来了，因为奶水过多，一打开胸罩，奶水就喷出来，苏宝吸吮几下就呛奶，就又大声哭起来，这就是吸吮性啼哭。

2. 病理性啼哭

当婴幼儿在发病的初期以及疾病发展过程中，在没有明显病理体征时，啼哭往往是早期病态的主要症状。这时的啼哭持续的时间长短不一，常见的有如下几种情况：

乳糖不耐受

哭声较响，双手紧握，面色潮红，口周苍白，持续数分钟或数十分钟，排便或肛门排气后缓解，可反复发生。

喂养不当

由于喂奶过多、过早添加淀粉类食品或婴儿吞咽空气过多，食物不能完全消化，腹中又有空气，引起肠胃膨胀和嗝逆，有时还会呕吐。

感冒鼻塞

鼻腔有分泌物堵塞，表现为呼吸不畅，哭声断续和连续张嘴呼吸。

口部病症

孩子一接触乳头或食物就哭，并呈现痛苦表情，要考虑是否长了鹅口疮或舌部、口腔溃疡。

急性扁桃体炎

婴儿因咽痛而哭闹不休，并伴有发热、拒奶现象，夜间哭闹更甚。

体表及关节损伤

若接触宝宝身体某一部位就哭，要观察宝宝皮肤有无破溃、脓肿、糜烂等情况，需特别注意有无骨折或脱臼。皮肤的褶皱处发生褶烂或大便后未清洗臀部发生臀红，常是新生儿哭闹的原因。

腹泻

腹泻患儿在排便前因肠蠕动增加，感觉不适，常会哭闹，排便后哭声停止。

中耳炎

婴儿容易溢奶，当奶汁流入外耳道后易患中耳炎。此时，婴儿会哭闹不安、发热、用手抓耳、摇头，手压耳廓时哭声加剧。如果耳朵里钻进了小虫，宝宝会突然"哇哇"大哭，浑身乱动，手抓头面，但无眼泪。

腹痛

急性肠道炎症、消化不良、肠寄生虫等均可引起腹痛而使婴儿哭闹不安。啼哭为阵发性，随腹痛出现而起，缓解而止。哭时面色苍白、出冷汗、呕吐、腹泻、拒按腹部，一摸即哭。此时要注意检查宝宝生殖器两侧及脐部有没有疝气等。

肠套叠

多为阵发性剧哭，哭声紧迫，音调亢进，同时脸色苍白，大汗淋漓，表情痛苦，烦躁不安，手足舞动。持续一会儿，哭闹停止，趋于平静，如此反复发生。患儿常伴有呕吐、腹部肿块和便血等，发病4~12小时出现血便，腹部可触及包块，肛门检查有果酱样大便。

嵌顿疝

如果宝宝哭闹原因不明，要检查有无腹股沟疝，此时宝宝除大哭外还有呕吐、腹部膨胀等症状。

肠痉挛

以女婴较多见，多出现在傍晚和夜间。突然发生阵发性啼哭，音调高亢，两腿蜷曲，一阵哭闹后转而安静，反复发生。发作时腹部较胀，腹肌张力较高。

中枢神经系统疾病

因颅压增高出现头痛、发热，哭声紧急、尖利，音调高亢，持续时间短暂，前囟门饱满，两眼无神，颈部强直，不愿抬头转头，四肢僵硬不灵活甚至抽搐。此时应注意脑部疾病，如脑膜炎、颅内出血等。

佝偻病

这种情况，婴儿除哭闹外，有多汗、易惊、烦躁不安、头发稀疏、囟门迟闭、鸡胸等状况。

其他病症

哭声低沉而粗，哭声嘶哑，要想到可能是喉炎、喉头水肿；哭闹时伴有点头样抽搐，宝宝可能患了婴儿痉挛症；哭时无泪，则是脱水的表现；而持续性哭闹、呻吟、烦躁不安，可能是心力衰竭所致；如哭声细弱低微、发音不畅或嘶哑并伴有面色萎黄、目光呆滞等表情，都是婴幼儿病症的表现，应引起重视。

♥ **李大姐经验谈**

　　哭是婴儿的本能性反应，婴儿还不具备语言表达能力，啼哭是表达自己悲哀病痛的一种特殊语言方式，也是提出各种要求和意愿的方式，充满着丰富的感情色彩。

　　通过察颜辨声来熟悉和了解宝宝这种奇特的语言，根据宝宝哭声的高低、强弱、面部表情及手足舞动的程度来综合判断、细心观察，可以正确地理解和寻找宝宝啼哭声所表达的真正含义。

注意婴幼儿日常生活中的异常表现

宝宝吃奶有异常，容易发生呛咳、呕吐、哭闹，稍微大一点的孩子突然辅食吃得不好，不怎么喝水，这都是宝宝在日常生活中的异常表现。

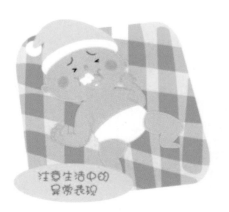

2013年6月份我护理了一个叫莹莹的宝宝。孩子5个月的时候，突然开始呕吐，不想吃东西，并伴有流口水现象，有一天中午连最爱吃的母乳也不吃了，妈妈把乳头送到莹莹嘴里，宝宝就把乳头吐出来，大声地哭，还打挺，到了晚上更是哭闹不止，我判断孩子可能得了口腔炎，去医院检查后得到了证实。

观察婴幼儿的精神状态

如果孩子哪天睡觉较多，没有精神，并且抓手无力，这就要注意孩子是不是生病了。

明泽是我2014年2月照顾的孩子，出生回家两周后，在清醒状态下，

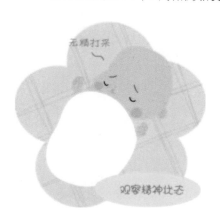

小明泽很难安静下来，计数呼吸次数超过50次/分钟，并且哭闹烦躁。多年的护理经验告诉我，小明泽生病了，而且很可能是肺炎。我马上建议家长送孩子去医院检查，最终的结果同我的判断一致。经过一个星期的治疗，孩子康复了，精神状态恢复了，也不哭闹了。

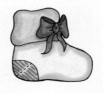

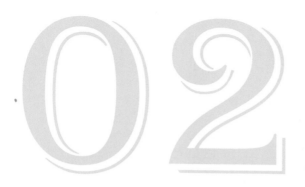

新生宝宝请注意

黄疸：容易反复需谨慎

什么是黄疸

曾经有一位宝宝的奶奶问我，黄疸是什么？是长在什么部位的什么东西？我就给她解释：宝宝分娩的那一刹那，身体里的血清胆红素的浓度迅速提高，沉积在宝宝皮肤上，就形成了黄疸。宝宝奶奶才知道原来宝宝黄疸是通过皮肤来表现的，不是长在身体某部位上的东西。

第二天，宝宝奶奶又问我：你看宝宝出生时那么白，今天怎么开始变黄，甚至都有点黑了呢？我对她说，一般孩子出生后2~3天开始出现黄疸，第二天出现黄疸是正常的。我又解释道，黄疸通常在宝宝出生后4~7天的时候最重，足月出生的宝宝一般10到14天开始逐渐消退，早产的孩子可能延迟到3~4周后消退。满月后，大部分孩子的黄疸都可以顺利地降到标准数值以下，能如期进行乙肝第二针接种；极少数孩子会有拖后，那就要等黄疸到了标准数值以下再进行乙肝第二针的接种。

黄疸的肉眼观测

宝宝离开医院之后，家里一般没有测黄疸的仪器，这就需要护理人员和家人掌握肉眼观测黄疸的技能。观察黄疸一定要在自然光下进行，患黄疸的新生儿皮肤呈浅黄色，眼睛巩膜微黄，尿稍黄但不染尿布。

2012年冬天我护理了一个叫天天的宝宝，天天的奶奶仍然遵循传统的育儿观念，不让拉开窗帘，认为孩子怕见光，阳光会损害天天的眼睛。我就与天天奶奶沟通：阳光可以使宝宝心情愉悦，有利于孩子的健康成长，只要阳光不直射眼睛，是不会损害视力的。且不说阳光照射可以帮助孩子退黄疸，不见光就不能很好地观察宝宝黄疸的情况啊。

♡ 李大姐经验谈

每天观测黄疸时，首先要观察宝宝的精神状态，看宝宝是否心情愉悦，精神良好。还要注意观察宝宝脸部的肤色，看有没有类似"锈"的颜色。

然后按额头、脖子下方、四肢的顺序依次观察。将两个手指在孩子额头上按压一下，然后观察按压后的皮肤，如果按压后的皮肤呈黄色，说明宝宝的黄疸仍比较严重；如果按压后的皮肤偏白，跟正常肤色差不多，那么这时候宝宝的黄疸应该在边缘值上了。

接着将宝宝的手举起跟脸部对比，因为黄疸分布的浓淡程度依次是脸、躯干、四肢和手脚心，如果脸比手颜色重，说明黄疸还没完全退去。

最后要看一下孩子的巩膜是否呈浅蓝色。巩膜就是我们通常所说的白眼球，如宝宝的白眼球有蓝有黄，说明仍有黄疸；如果白眼球呈浅蓝色，没有黄染，说明已经退到正常值了。孩子的巩膜正常情况下呈浅蓝色，而大人的是白色，这是因为大人的巩膜有脂肪沉淀，孩子却没有，等到大一些就和成人一样了。

宝宝出生后住院期间，医生或护士会每天用仪器检测宝宝的黄疸值，加上有医生的指导，能够准确把握宝宝黄疸的情况并及时治疗；但出院之后，社区医生上门测量宝宝的黄疸值都是阶段性的，不可能每天准确知道宝宝的黄疸数值，这时候家长容易产生恐慌心理。

　　掌握黄疸的发展和消退规律，结合已知的黄疸数值，对比宝宝身体的颜色变化，家长就能够较好地判断宝宝黄疸所处的阶段。

　　出黄疸是有顺序的，通常最先从眼睛周围开始出，然后是面部，慢慢往下到胸部、腹部和四肢；而退黄疸的时候，正好是反着来，先退四肢，然后是腹部、胸部，再是面部和眼角，最后待眼睛巩膜的黄色退去，则说明黄疸完全退完。

　　如果医生测量的黄疸数值较高，而肉眼观察时，胸部的颜色已经发白，只是脸上还发黄，说明黄疸正处在消退阶段，那么即便黄疸还在高值，也不需要太担心；如果脸上发黄，而胸部的颜色更黄，说明黄疸还在发展阶段，尚未达到最高值，对黄疸的治疗就要更积极一些。

黄疸谬误谈

　　2008年的时候我遇到过一位这样的妈妈，她的宝宝比预产期早出生了两周，就先由我的同事代替我去护理。孩子出黄疸后，妈妈坚决不让服用退黄药物，我同事怎么都说服不了她。

　　我进家去照顾的时候，宝宝已经出生15天了，出黄疸已12天，据我观察，这十几天宝宝的黄疸显然没有自然消退，黄疸仍然比较严重，必须吃药干预。我就建议让社区大夫来给宝宝测一下黄疸值。大夫来了一测，宝宝黄疸值12点多，得知一直没吃过退黄药物，对宝宝妈妈提出了批评。我们赶紧买来了茵栀黄给宝宝服用。两三天后，宝宝黄疸退得很快，第四天就接近边缘值了。当时宝宝有些腹胀，我建议停了茵栀黄，服用妈咪爱，因为妈咪爱能促进孩子排便以帮助退黄疸，也能治腹胀。

这样服用了两天，宝宝腹胀好了，黄疸也完全退去了。

这个宝宝是幸运的，并没有因为未及时退黄而引起严重的疾病，但家长一定不能有这样的侥幸心理。

♡ 李大姐经验谈

> 有的黄疸不吃药也能自然消退，但如果黄疸较重，一定要按医嘱给宝宝服用退黄药物。
>
> 有的家长因为怕药物影响宝宝健康，无论宝宝自身的黄疸程度如何，都坚持不让宝宝服药，让其自然退黄。这样做反而会影响宝宝的生长发育。因为黄疸不退，意味着宝宝身体内有炎症，很容易引起新生儿肺炎和支气管炎。
>
> 有的家长还受迷信观念影响，造成孩子治疗黄疸的延误，如有的认为"大年初一不能给孩子吃药，否则孩子一年都要吃药"。在退黄的关键时刻，因为碰上大年初一，就停了孩子的退黄药物，容易造成黄疸的反复；还有人认为"月子里不能去医院"，即便孩子因为黄疸出现大便变白的情况，仍不带孩子去医院就诊。这些错误观念和做法，都是不可取的。不仅是黄疸，孩子的其他病症都要科学处理。

黄疸的反复

东东是我2008年11月护理的男宝宝。

退黄疸时东东表现一切正常，每天口服3次茵栀黄，每次1/3支，每天大便2~3次，小便10次以上，每天都能观察到宝宝皮肤的黄色在减轻。第15天时，东东爸妈把药停了，可是停药第三天孩子黄疸指数又上来了。东东爸妈因为担心孩子服药多了有副作用，就坚持不再口服茵栀

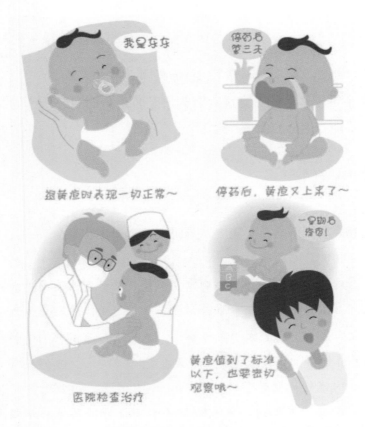

退黄疸时表现一切正常~

停药后, 黄疸又上来了~

医院检查治疗

黄疸值到了标准以下, 也要密切观察哦~

黄, 结果到21天时, 东东黄疸继续加重, 并有了烦躁哭闹、吃奶呛咳、口周发青等症状, 我就建议到医院检查一下。

医院大夫听诊后, 给东东做了X光检查, 最后确定宝宝得了肺炎, 只好住院治疗。经过一个星期的治疗, 东东的肺炎渐愈, 黄疸也明显好转, 但是因为治疗肺炎使用抗生素, 又引起东东肠道菌群失调导致腹泻。腹泻期间, 孩子抗病能力差, 又交叉感染了感冒, 经过20多天的治疗, 孩子方才痊愈。因为家长对黄疸反复的不够重视, 让孩子多受了这么多罪。

有人认为只要宝宝出生30天、第二针乙肝疫苗接种完之后, 黄疸就不会再反复了, 这种认识是不正确的。

我2007年10月护理的一个宝宝的黄疸就是在这种状况下反复的。子轩是个白白胖胖的大小子, 出生时各项指标都很正常, 出生后第三天出黄疸, 第十天黄疸就退完了, 过程异常顺利。30天时, 健康体检完成, 也顺利接种了第二针乙肝疫苗。结果第二天, 我发现子轩的脸又黄了, 而且还很明显, 我们就带他到医院检查，黄疸值居然达到了22。子轩妈妈和奶奶觉得不可能，又到别的医院请专家会诊。经过抽血化验，确诊子轩的转氨酶变高，肝功受到病毒损害，医生让子轩继续服用茵栀黄，并用抗生素消炎，同时服用护肝的药物保护的肝脏，经过两周的治疗，子轩才基本痊愈。

♥ 李大姐经验谈

宝宝退黄疸时有一点要特别注意，就是黄疸的反复现象。即便宝宝的黄疸值到了标准值以下，之后的一段时间，家长和护理人员也要密切观察，一旦反复，必须继续服药，必要时要到医院就医，以免耽误孩子的病情。

即便宝宝出生30多天、第二次乙肝接种已经完成，对黄疸的观测也不能掉以轻心。

黄疸的分类及治疗

新生儿黄疸有不同类型，不同的黄疸有不同的治疗方法。

1. 生理性黄疸

生理性黄疸是新生儿的一种特殊生理现象，正常新生儿几乎都有。其特点是：出生后2~3天出现黄疸，皮肤呈浅黄色，巩膜微带黄色，尿稍黄，无不适表现，第4~6天黄疸最明显，足月儿在出生后第10~14天黄疸消退，早产儿可能延至第3~4周消退；血清胆红素测定值偏高。

生理性黄疸不管如何严重，都有逐渐消退的过程，通常7天以后开始消退，要警惕的是如果黄疸值高且原地踏步，或逐渐升高，这样都是比较危险的。

生理性黄疸，除让宝宝多吃、多喝、多排泄以外，还要让宝宝多晒太阳，妈妈少吃胡萝卜、西红柿等类红色食品。通常宝宝出生后2周黄疸就会慢慢消退，有些消退较慢的要遵医嘱服用退黄药物，如黄疸值仍过高则要通过蓝光照射治疗，具体情况须遵医嘱。

2. 病理性黄疸

病理性黄疸，又称核黄疸，是因为新生儿溶血、新生儿败血症、新生儿肝炎、先天性胆管闭锁等疾病引起的黄疸。

2004年出生的文文可以说是极其幸运的，她是妈妈生育的五个宝宝中唯一存活下来的，之前的四个哥哥或姐姐，要么刚出生、要么出生后不久就夭折了，最大的不过八个月。原因都是妈妈的血为Rh阴性，而宝宝的血为Rh阳性，母子血型不合发生了新生儿溶血，发生严重的病理性黄疸，最终导致夭折。幸运的是，文文的血型跟妈妈吻合，没有新生儿溶血，自然也未出现病理性黄疸，这位40岁的妈妈经过了无数孕育的辛苦和失去孩子的痛苦，终于拥有了一个健康的宝宝。

我2008年护理的蓉蓉就没有这么幸运。蓉蓉出生那天，产前的B超检查显示，蓉蓉妈妈的羊水里有雪花状物，这是蓉蓉将胎便排在了羊水里造成的。医生赶紧给蓉蓉妈进行剖宫产，但蓉蓉还是因为污染的羊水而感染了肺炎，呼吸急促，紧接着出现黄疸并迅速加重，演变为病理性黄疸。随后蓉蓉被送进了新生儿观察室，经过一段时间的治疗，蓉蓉才恢复了健康。

❤ 李大姐经验谈

新生儿溶血是最常见的黄疸性疾病，它是由于新生儿与母亲血型不合导致的，危险最高的是母亲为Rh阴性、婴儿为Rh阳性的情况，一般需换血、光照疗法或输白蛋白治疗。母子血型不合的情况可通过产前筛查提前知道，情况严重的，孕妇生产前医院也会做必要的准备。其他疾病引起的病理性黄疸，医生会根据病情，既要治疗黄疸，也要治疗引起黄疸的疾病。

3. 母乳性黄疸

主要表现为：有些宝宝吃奶之后黄疸会加重；有些黄疸消退得缓慢。如果找不到病因并加以处理，这种黄疸五十多天都不消退，有的可能长达两个多月，吃退黄药治疗效果不明显。这时应该考虑是母乳性黄疸。

发现母乳性黄疸一般都是在满月前后，之前如发现黄疸严重的情况，家长都早早地带孩子去医院治疗了。如果满月前后怎么治疗调整黄疸值都不减退，大夫一般就会认为是母乳性黄疸，往往建议把母乳停掉2~3天。

真正的母乳性黄疸，停了母乳之后，黄疸值可快速下降20%；如果不是这样大幅度往下降，就不是单纯的母乳性黄疸，宝宝还有其他的异常，须仔细检查。

2007年，我护理了一个叫莹莹的宝宝，莹莹妈妈母乳特别好，是纯母乳喂养。莹莹黄疸值一度达到15点多，属于中上水平，一直服用医生开的退黄药物，但到26~27天的时候，宝宝脸上的黄疸也不见减退，我们就带宝宝去医院检查。医生检查以后说宝宝一切正常，没有心肺损伤和呼吸异常等情况，判断可能是母乳性黄疸，建议先添加奶粉，减少母乳喂养的量。但我们实施了一段时间，发现效果不明显，因为妈妈的奶特别好，添加的奶粉量不是很多。到接种的日子，黄疸值仍然是12点多，就没有接种疫苗。于是我建议莹莹妈妈全部停掉母乳，3天之后再去查，黄疸已经达到安全值了，这才接种了疫苗。

💗 **李大姐经验谈**

> 一旦发生母乳性黄疸，可实行母乳和奶粉混合喂养，必要时可暂停一段时间的母乳喂养，通常为3天左右。
>
> 停母乳期间，要特别注意的是，保护好妈妈的母乳，每隔3个小时用吸奶器将母乳吸出来，要尽量将母乳排空，以防止回奶，以便宝宝母乳性黄疸消退后继续母乳喂养。

1. 每天仔细观察新生儿巩膜、皮肤、手脚心颜色变化及精神状态并做好记录。

2. 如发现新生儿黄疸，宝宝睡眠和精神状态良好，吃奶及大小便正常，建议产妇适量多喝水，使新生儿通过母乳得到足量水分从而改善代谢。

3. 若新生儿黄疸逐渐加重，但精神良好，吃奶及大小便无明显异常，则建议停止母乳喂养2~3天，黄疸减轻后，继续母乳喂养。

4. 多晒太阳、多照日光灯都能有效帮助新生儿退黄疸，但同时要给宝宝带上眼罩，以保护宝宝的眼睛。

5. 产妇可适量吃一些养肝的食物，如鹅蛋、猪肝、红枣、菠菜等，宝宝通过乳汁将这些营养成分吸收入体内，进而养护宝宝的肝脏。

6. 若宝宝出生后4周黄疸不退或黄疸迅速加重，伴有烦躁、哭闹、精神萎靡、拒乳以及大便发白或呈现陶土色等情况，建议立即就医。

 就医建议

宝宝妈妈可根据宝宝黄疸分布情况，初步判断黄疸严重到什么程度，如出现以下任何一种情况，要立即带宝宝去医院。

1. 出生后24小时之内出现黄疸。

2. 黄疸迅速加重。

3. 持续1周后，黄疸未呈逐渐减轻趋势。

4. 足月儿出生后2周、早产儿出生后4周，黄疸仍未消退。

5. 宝宝黄疸并伴有精神欠佳，反应低下，不爱吃奶。

6. 手脚心黄疸比较明显，巩膜如同黄梨一般。

7. 黄疸减轻后，又再次加重。

8. 宝宝嘴唇、面色呈紫红色。

9. 早产儿黄疸程度比较重。

10. 黄疸伴有腹胀，大便发白或呈陶土色。

11. 黄疸伴有脐部发炎。

12. 黄疸伴有皮肤脓疱。

13. 妈妈在孕期优生项目检查时曾怀疑或诊断有胎儿宫内感染。

14. 父母一方患有传染性肝炎。

15. 宝宝皮肤色泽发暗，好像是暗铜色。

专家点评

新生儿黄疸分生理性和病理性两种，有真有假。真黄疸是指病理性黄疸，如新生儿溶血病、新生儿败血症、新生儿肝炎、先天性胆管闭锁等等。而假黄疸特指小儿生理性黄疸，是不需要治疗的。所以家长应在婴儿出生后密切观察其皮肤黄疸的变化。对于肤黄过早出现或逾期不退者、黄疸逐渐加重者、黄疸退后复出者，应特别注意并及时就诊。

当婴儿出现黄染时，还要注意观察小儿精神、呼吸、吃奶、大便颜色等情况，以便及早发现病理性黄疸，及早治疗。李大姐从日常护理方面对新生儿黄疸做了详细阐释，非常到位，希望对父母有所帮助。

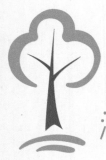

湿肺和肺炎：你能区分出来吗？

什么是湿肺

新生儿湿肺是一种自限性疾病，多见于足月儿或足月剖宫产儿。出生后孩子出现短暂性气促，与新生儿呼吸窘迫综合征及羊水吸入综合征稍相似，医生听诊肺内有湿性啰音。新生儿湿肺是个良性过程，不需要任何治疗，几天后肺内啰音会自行消失，愈后良好。

湿肺和吸入性肺炎的区分

2012年，我照顾了一个叫汤米的宝宝。家访大夫第一次到汤米家给宝宝例行检查时，听诊发现肺内有啰音，而且发现汤米鼻口微微发青，有肺炎的症状。大夫告诉汤米妈妈宝宝可能得了肺炎，吓得汤米妈妈饭吃不下，觉也睡不着。我就和汤米妈妈带着宝宝去医院找专家会诊。经过检查，汤米没有太大异常，只是孩子刚出生几天，胸壁比较薄，会有一些啰音出现，但不需要治疗。经过一段时间的生长，孩子的骨骼日渐发育完善，啰音就自行消失了。

医生叮嘱，回家以后对宝宝的护理尤其重要，一定要细心照顾，不要让宝宝受凉；不要接触感冒病原体，即不要让宝宝接触患感冒的人；平时对宝宝的状况要密切观察，如果没有体温偏高或偏低的症状，吃奶不呛咳，不嗜睡，嘴里不吐泡泡儿，就说明宝宝没有肺炎的症状。

在这样细心的护理下，不到半个月，宝宝的啰音就听不出来了。

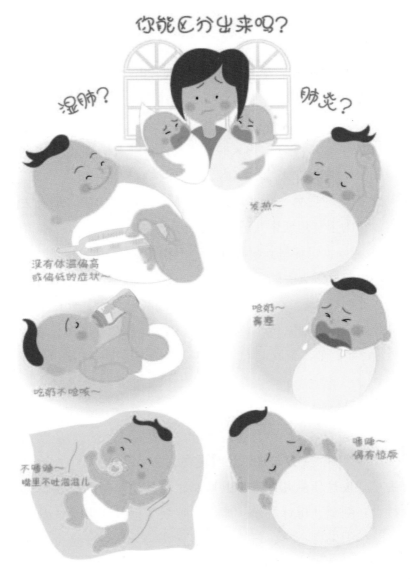

　　这里应指出的是，湿肺有新生儿吸入性肺炎的疑似症状。我在工作中遇到过不少这种情况，产科医生和孩子家长非常紧张，一听说肺内有啰音就认为孩子是吸入性肺炎，所以也会按肺炎来治疗，这情有可原，有时两者确实不太好鉴别。

　　2011年1月出生的甜甜是剖宫产出生的宝宝。出生第二天，大夫查房时听诊，发现甜甜肺内有湿性啰音，怀疑可能是吸入性肺炎，大夫赶紧将甜甜转入新生儿病房，按照肺炎来治疗。但经过两天的观察治疗，孩子并没有更严重的症状，专家会诊后决定将甜甜转回妈妈的病房。大夫告诉我们，甜甜只是湿肺，吸入性肺炎和湿肺两者症状有些类似，不好区分。现在经过两天的观察，确定孩子不是肺炎，没什么大问题，甜甜的家人这才放下心来。之后我又照顾了甜甜大半年，她很少生病，是个非常健康的小姑娘，并没有因为湿肺而对身体有损害。

而与之相反的是另一个案例。有位朋友的侄女出生，朋友去探望，据她观察，认为宝宝是新生儿湿肺，这跟医生的诊断有出入，就给我打电话："大夫说我侄女可能是新生儿肺炎，但我看着像新生儿湿肺。"我对她说，宝宝在医院要听大夫的诊断，如果大夫当肺炎治疗，是有他自己的依据的。两个小时以后，这位朋友又给我打电话："李姐，你说的太对了！我侄女一开始有湿肺现象，现在确诊了，确实是新生儿肺炎，幸亏一开始就按肺炎治疗了，要不就耽误了。" 这个案例正是上一个案例的补充。

新生儿肺炎

新生儿肺炎则需要家长加以足够重视。

新生儿肺炎是新生儿期常见的疾病，与其他年龄的小儿肺炎相比有其自身特点：刚离开母体的幼小生命，呼吸中枢及呼吸系统发育都不完善，咽淋巴组织发育不全，气管、支气管狭窄，粘液分泌少，纤毛运动差，肺部血液丰富；同时，新生儿机体的防御功能较差。

新生儿肺炎可分为吸入性和感染性两类：前者包括产时吸入羊水、胎粪、血液、阴道粘液、乳汁、新生儿口腔分泌物及胃内容物；后者包括在宫内或生产时，母体有传染性疾病时由血行或淋巴系统感染，以及出生后的感染。

新生儿肺炎的主要临床表现为不咳嗽、不发热，嘴唇四周阵发性青紫或苍白，呼吸困难，拒乳易呛咳，死亡率高。

1.新生儿肺炎感染来源

通常，新生儿肺炎有以下三种感染渠道：

（1）接触性传播：与新生儿密切接触者患呼吸道感染，把病原体传播给了新生儿。

（2）血行传播：新生儿患脐炎、皮肤感染、败血症时，病原体经血行传播到肺部引起肺炎。

（3）医源性传播：如吸引器、气管插管、供氧用的面罩、早产儿保温箱等医疗器械存在病原菌，造成感染。

我们了解了肺炎的感染来源，就能在照顾宝宝的时候对症下药了。

有一次，我所服务的家庭是一对双胞胎，两个孩子都感冒了，两个大人——他们的爸爸、妈妈也感冒了，孩子爸爸认为反正都感冒了，就不怕被传染了，就没有注意隔离。结果俩孩子的症状越来越厉害，开始发高烧，吃奶时没有精神，嗜睡，还有惊厥的现象。孩子爸妈只好带孩子去医院，大夫告诉孩子爸爸，感冒病毒是不一样的，即使全家都感冒了，不注意隔离也会交叉感染，孩子抵抗力差，又被大人传染了其他病毒，所以一直不见好转。

♥ 李大姐经验谈

有宝宝的家庭里如果有感冒病号，就要做好隔离工作：出院后爸爸、妈妈和宝宝要分房睡，并且保持室内空气洁净，注意开窗通风，必要时要及时消毒房间；妈妈感冒、嗓子痛要及时口服治疗的药物，给宝宝喂奶时要戴口罩，防止飞沫传播；同时家长和孩子的用具要严格分开，并及时消毒。

有时带宝宝去医院检查黄疸时，大夫会看宝宝脐部有没有感染。如果感染就会有炎症，黄疸就会持续不退，接下来病原体可能发生血行传播，直接表现为肺炎。

2008年我服务的一个家庭就发生了这种情况。我休班那天，家里的一位老人给宝宝洗澡，洗完澡之后没有及时给宝宝的脐部消毒，当天下午正好赶上去医院复查，经过医生的检查发现孩子的脐部感染了，医生接着对孩子心肺进行了检查，发现孩子的肺部有异常，最后确诊孩子得了肺炎。

2. 新生儿肺炎的确诊

宝宝如果先是烦躁哭闹、不爱吃奶、吃奶呛咳、口吐白沫、口周发青等，其次出现发热或体温偏低、呼吸急促等症状，最严重的症状就是鼻翼扇动，呈点头样呼吸。一旦发生以上症状之一，要密切观察，以上症状出现4种以上应及时就医。

2007年8、9月份的时候，我服务的客户家有两位月嫂，我负责白天，另一位大姐全天都在，但主要负责晚上。我们每天都在一起，慢慢地我就把自己的经验都传授给了她。对我讲解的一些知识，这位大姐有时理解得并不透彻。有一天她发现宝宝口周发青，就建议家长带孩子去医院检查是不是得了肺炎。结果到了医院，大夫认为孩子完全没问题。三四个月的宝宝，吃奶也不呛，长得也好，精神状况也好，听诊也没有什么问题，光有点口周发青，这位大姐就以为是肺炎去医院治疗，确实有点小题大做。

❤ **李大姐经验谈**

要注意的是，对肺炎的判断一定要慎重。不能因为某单一症状就认为孩子得了肺炎而去医院诊治。

因为宝宝皮下没有脂肪，嘴唇四周分布的毛细血管比较旺，所以宝宝会有口周发青的情况；有的宝宝因为还不会咽唾液，会出现嘴里有泡泡的情况，这时可以给孩子喝点水，缓解一下。发现宝宝有疑似肺炎的症状要细心观察，不能因为以上单一的某一症状而妄下定论。

大宝宝的肺炎

　　玥玥是2006年4月出生的宝宝，4个多月的时候，正值盛夏，天气比较热，家里开了空调，结果玥玥就感冒了。开始只是流清鼻涕、打喷嚏、鼻塞，偶尔咳嗽几声，其他一切正常，后来这些症状越来越严重，测量体温在37.5℃左右，吃奶明显不如以前。下午，玥玥精神开始不好，无缘无故地哭闹，凭我的经验觉得应该带孩子去医院检查。大夫听诊后拍了X光片，断定孩子因为受凉得了肺炎，要住院治疗，住了7天后玥玥出院了，出院时医生给开了3天的口服抗生素，叮嘱按时吃药。

　　回家之后，我特别注意室内温度，让室内温度保持在26℃~28℃；早晚通风，使室内空气清新，居室内保持安静；注意保持温暖，衣服宽松，及时清除宝宝鼻腔分泌物；经常给宝宝翻身，坚持拍后背，以便痰液排出；定时测量体温，如果高热一定要及时处理；每次喂食物不要太多，因为宝宝有了肺炎，消化功能下降，吃得过多，宝宝的胃会胀气，压迫肺部加重呼吸困难；同时宝宝妈妈要注意饮食清淡，以利于宝宝病情恢复。经过几天的精心护理，玥玥的肺炎渐渐有了好转，吃奶有劲儿了，体重也增加了。

　　一般吸入性肺炎是新生儿才会得的病，但我遇到一个案例，不是新生儿的孩子也得了吸入性肺炎。我护理的一个宝宝，3个月大的时候，因为舌系带短，妈妈带他去做手术，在手术中，由于宝宝哭闹，嘴里有许多口水混合着血水，宝宝就呛着了。我问医生宝宝这样呛着会不会有什么问题，医生说观察看看，等半个小时，看宝宝没有什么不舒服就表示没事。下午四点多，宝宝睡觉醒了，我一抱，发现宝宝体温比平常热，一测体温38.5℃，我跟宝宝妈妈说，宝宝发烧了，肯定是早上呛的。我们赶紧带宝宝去了医院儿科，给宝宝拍了片子，显示肺部有积液，是吸入性肺炎，住院十多天才治愈出院。

轻度肺炎的家庭护理

1. 居室要保持安静通风，以利于婴儿充分休息。

2. 让婴儿枕高一点或半躺半坐，经常翻身、拍背或交换体位，以利于痰液排出。

3. 恢复期可适当进行户外活动，以促进肺部炎症好转。

4. 妈妈饮食清淡，食物应易消化且富有营养。

5. 多喝水，以利于痰液的稀释。

6. 密切观察病情变化，如发现呼吸加快、口周青紫，应速送医院就医。

专家点评

新生儿肺炎是临床常见病，四季均易发生，以冬春季为多。临床表现为发热、咳嗽、呼吸困难，也有不发热而咳喘重者。

新生儿肺炎多不典型，少数有咳嗽，体温可不升高，主要症状是口周青紫、口吐泡沫、呼吸困难、精神萎靡、少哭或不哭、拒乳等，有时就是"感冒"症状，如鼻塞、呛奶。但是仔细观察，就会发现孩子的呼吸很快（大于45次/分，正常情况下是40～44次/分），甚至可能伴有三凹征（吸气时胸骨上窝、肋间隙和剑突下凹陷叫三凹征）等呼吸困难的表现。家长可在宝宝安静时，给宝宝数每分钟呼吸次数。但是家长不要过于担心，新生儿肺炎只要及时发现和有效治疗，病儿可很快康复。

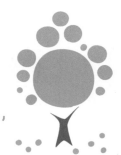

脐部：需要细心护理的"纽带"

脐带的重要性

　　脐带是宝宝在胎儿期从母体获得营养的唯一途径。宝宝出生后，脐部的护理更是不可忽视的，护理不当，就会诱发脐炎并继发脐茸。一旦发生了脐茸，脐窝里长出肉芽，就需要到医院就医，用激光治疗才能有较好的效果。所以，脐部护理至关重要。

　　孩子刚出生还在医院的时候，就要注意留心观察孩子脐带的情况，并不是每个医院或每个医生的结扎手法都能百分之百成功。

　　我曾经照顾的一个宝宝上午出生，下午4点左右，我看孩子的脐部还有很多血，包裹孩子脐部的纱布都被染红了。要是新月嫂，可能不会注意到，以为是正常的，可我护理了这么多宝宝，从没见过脐部出这么多血，于是就去找医生看看孩子是怎么回事。医生说这是一开始脐部结扎没扎紧，幸亏发现得早，要是时间长了，孩子得了破伤风这就是生命问题了。

　　我的另一个客户，孩子的姥爷是医院妇产科大夫，每天都要叮嘱我检查孩子的脐带有没有渗血。他说他们医院出现过这种情况，有一个孩子脐带没扎紧导致脐部渗血，可家里人没经验，没发现问题，结果睡了一晚上，小孩因为出血过多夭折了，这真是惨痛的教训啊。

　　宝宝刚出生在医院的时候要留意孩子的脐部渗血的情况，如果有渗血现象，要赶紧请医生处理，这是关乎孩子生命的问题。

脐带何时脱落

　　脐带脱落一般在宝宝出生后的5~14天，但因结扎方法不同也有脱落较晚的情况。

　　贝贝是我2011年护理的宝宝，每天我都会按照常规消毒方法给她脐部消毒1~2次。一个月的时候，贝贝脐部干燥，也没有红肿的现象，但就是不见脐带脱落的迹象，我建议带贝贝去医院看看。到了医院，大夫用两个棉签在宝宝脐部一搅，脐带就取下来了，里面非常干燥，还起了硬硬的痂。之后大夫给她脐部敷上一个酒精棉球，两天之后就痊愈了。

　　泉泉是我2010年5月份带的一位宝宝，出生二十几天了，脐带还没有脱落，但跟贝贝不同的是，泉泉的脐部没有干燥的迹象，比较鲜活。我一看，这应该是医生结扎脐带的手法较轻，导致身体仍然给这部分供血，这样到满月脐带还掉不下来。我就建议泉泉妈带宝宝到医院处理。我们回到泉泉出生的医院重新结扎，回来以后第四天，脐带就开始有要掉的迹象，过了一个星期就脱落了。

　　还有一种情况，2007年夏天，我护理了一个叫全全的男宝宝，每天按工作流程给他的脐部消毒、护理，保持干燥。有一天，我发现全全的脐管发绿了。这种脐管发绿的情况我是第一次遇到，因为担心孩子脐部可能有问题，就让全全妈妈把医院的专家请来仔细检查。医生发现脐部很干燥，没有什么脓，说脐带护理非常成功，一点分泌物都没有，但由于全全脐管比较粗，脐管上面的那个位置颜色发绿，不是什么问题，只要用消毒的剪刀把那一点给剪下来就行了，这样我才放下心来。

上面说的是两种脐带脱落较晚的情况，第一种是脐带干燥，第二种是脐带鲜活。

第一种，脐带干燥但一个月不脱落，一定要及时到医院让医生把脐带取下来，不能一味等着自然脱落，如果长时间不把它取下来，宝宝脐部会感染，甚至会长出脐茸来。

第二种，宝宝脐部结扎不紧而导致脐带鲜活，长时间不脱落，建议回到宝宝出生的医院重新进行结扎。由于每个医院结扎的手法和材料不同，有的是用橡皮管套住的，有的是用丝线系的，回到出生医院，医生一看就知道是自己医院处理的，便于大夫给予及时的处理。

脐带脱落的护理

1. 保持干燥

护理脐部时，首先要保持干燥。如果刚消完毒，过一会儿宝宝撒尿把脐部打湿了，要立即再消毒一遍，不能怕麻烦。有时家长做不到及时擦拭，尿液打湿脐部也不处理，脐部感染往往就在这个时候发生。

有的家长错误地认为往脐带上撒些痱子粉等粉状物，可以让干粉吸收脐部的分泌物，从而保持干燥，但这样做往往起到反作用。在脐部撒消炎粉可以，但痱子粉不行，若痱子粉里面的滑石粉进到宝宝脐部，就会感染，进而形成脐茸。脐茸就是脐管里长了鲜嫩的肉芽，只有到医院做激光处理，才能彻底治愈。

2. 消毒

洗涤后用碘伏擦拭脐带根部，直至脐部分泌物完全擦净，每天1~2次。

脐部护理的关键就是消毒，操作简单，但最容易出错，因为宝宝的状况一会儿一变，原本计划好的脐部消毒事项容易被打乱而造成遗忘。洗澡之后，需要给宝宝进行脐部消毒。有时候给宝宝洗澡，宝宝哭闹了，为了不让宝宝哭，洗完澡就给宝宝吃奶，这时候就很容易把脐带消毒的事忘了，结果造成感染。所以洗澡前，要把消毒的东西准备好，放到一眼就能看到的地方，即便因为收拾东西或安抚宝宝哭闹而暂时忘记，也能及时发现，完成消毒工作。

3. 不能覆盖

在护理脐部时还会遇到一种情况，就是家里的长辈怕宝宝受凉，就做了棉袋把宝宝的脐部包起来，其实这是护理脐部的大忌。脐部是不能覆盖任何东西的，穿衣服可以，但不要额外系上布袋，而是要让脐部保持干燥，不让它被尿液打湿。覆盖东西会影响宝宝脐带的干燥程度。

在脐带脱落后，如果脐窝处有些潮湿或出现浆液样分泌物，可用棉签蘸碘伏擦拭。

❤ 李大姐经验谈

脐部护理时，除了留意脐部分泌物有无异味，也要仔细观察脐部有没有渗液，如果有渗液，就要及时就医。如果处理晚了，就会发生脐炎，还可能继发脐茸。脐部有分泌物、渗血不必害怕，但如果是渗出液体，一定要引起重视。

在脐部护理过程中，会有脐部出血的现象，对此不用过于担心，用碘伏消毒一下就可以了，同时注意保持干燥。

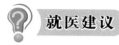

就医建议

如遇到以下情况要及时就医：

1. 脐轮及周围组织出现红肿。

2. 脐窝分泌物呈脓性或发出异常臭味，新生儿有发热、呕吐、反应淡漠或哭闹不止等情况。

脐 炎

脐炎是新生儿常见病症之一，是指新生儿脐部有粘液、脓性分泌物并发出臭味，脐窝周围皮肤发红。症状轻者除脐部有异常外，体温及食欲均正常，重症者则有发热、吃奶少等表现。新生儿脐炎是由于断脐时或出生后处理不当而被细菌侵染脐部所致。

脐带根部发红或脱落后伤口不愈合以及脐窝湿润、渗水，这是脐带发炎的最早表现。以后脐周围皮肤发生红肿，脐窝有浆液脓性分泌物，带臭味，脐周皮肤红肿加重，或形成局部脓肿甚至败血症（脐炎如果没有得到及时治疗，细菌上行感染，会引起败血症）。脐炎病情危重还会引起腹膜炎并有全身中毒症状，伴有发热、不吃奶、精神不好、烦躁不安等症状。

如果形成慢性脐炎后，局部会形成脐部肉芽肿，为一樱红色突出小肿物，常常流粘性分泌物，经久不愈。

护 理 小 贴 士

1. 坚持每天消毒脐带，直到脐带结痂脱落、肚脐完全正常为止。

2. 如果出现轻微的脐炎，可用75%的酒精或0.5%碘伏消毒。

3. 如果出现脓液或臭味，可用3%的过氯化氢溶液（双氧水）先清洗干净，再用75%的酒精清洗，最后撒上脐带粉。

4. 不要把脐带暴露在外面的一端包在尿布或者纸尿裤里，防止尿液对其造成污染，如果被尿液污染要及时消毒、保持干爽。

脐 茸

脐茸是胎儿时期卵黄管闭塞后远端黏膜残留物，外表颜色稍红，很像一小块外表湿润的粉红肉，一般约黄豆粒大小，位于肚脐中央，分泌物不断，有时流少量的血性物。

我护理过一个孩子，叫亮亮。亮亮出生三天后出院回家，洗澡之后，我给亮亮的脐部消毒，发现他脐内有一层黄白色的肉盖在脐带下方，这种情况我之前没见过，就对亮亮妈妈说，亮亮脐部和别的宝宝不一样，脐轮高，脐窝特别深。所以我消毒时也特别注意，每天消毒两次。按说，应该消毒很彻底了，但十几天了，脐带就是不脱落，偶尔掉了一点，还是白色的，颜色不太正常，不是肉的颜色，再加上亮亮的黄疸一直不退，我怀疑宝宝脐部有问题，就和亮亮爸妈一起到儿童医院给亮亮检查。医生查了脐部后说里面长脐茸了，我一听，有点不好受，长脐茸说明我护理得不好啊。我问脐茸怎么形成的，并把自己的护理步骤和方法对大夫说了，问他有什么问题。大夫说是孩子肚脐窝太深，这种情况特别难护理，里面不易干燥，容易产生厌氧菌，消毒也消不到。医生用剪刀伸到孩子的肚脐眼里，把脐茸给剪掉了，剪刀的整个头儿都进去了，可见有多深，难怪我一直消毒都没起作用。剪了之后，用药涂抹，每天消毒两次，如果分泌物多，就用酒精棉棒擦干净，每四天去医院换药一次，到第三次去医院的时候，亮亮就完全好了。

脐 疝

在工作中遇到有脐疝的宝宝时，我会找个略大于宝宝肚脐的扣子或一元钱硬币消毒后加上棉球，用纯棉布包缝好，再将缝好的包扣缝在一条与宝宝腰围等长、宽约一寸的松紧带上，将松紧带两头缝合成圆圈，然后给宝宝带上，将布包扣压在肚脐上，带棉球的一面朝向宝宝的脐部，这样在宝宝哭闹、腹压大时，就能压住脐部，使肚脐处不会因腹压加大而突出鼓起，这样大约两个月脐疝就好了。

对有脐疝的宝宝，最关键的是一定要尽量让宝宝少哭！

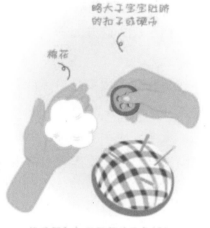

略大于宝宝肚脐的扣子或硬子

棉花

把棉花和扣子用纯棉布包缝好

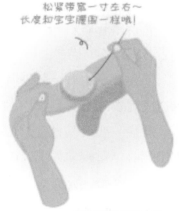

松紧带宽一寸左右～长度和宝宝腰围一样哦！

再将缝好的棉布包缝在宽的松紧带上

松紧带两关缝合成圈圈

完成！

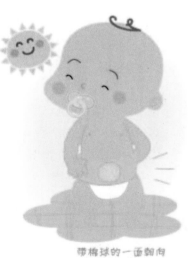

带棉球的一面朝向宝宝的脐部哦～

新生儿出生后，和胎盘相连的脐带被结扎、切断，脐带的残端最后干燥脱落，在婴儿腹部中间留下凹陷的肚脐。一般在孩子出生后24小时，就应将包扎的纱布打开，不再包扎，以促进脐带残端的干燥与脱落。脐带结扎后，一定要保持脐部清洁卫生和干燥，这方面李大姐已经作了非常详细的描述。

新生儿出生后，如果脐炎长期未愈，或是脐部误用爽身粉、滑石粉等造成刺激，发生了脐肉芽肿，应及时去医院疹疗。

脐疝一般可以自行愈合，若四五岁仍不愈合则应手术修补，但是脐膨出要高度重视，如不及时治疗，一旦囊膜破裂，内脏暴露，可并发腹膜炎、败血症。所以一旦确诊，就应尽快手术修补。

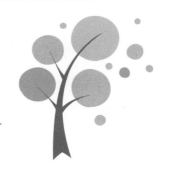

斜颈：早发现，早治疗

斜颈及其成因

斜颈是指婴幼儿因一侧胸锁乳突肌挛缩所致的颈部歪斜，以头向患侧倾斜而颜面转向健侧为主要表现的疾病。

从肉眼观察，斜颈的宝宝脖子偏向一侧，脸明显不对称，一侧肌肉发紧。

先天性肌性斜颈的病因目前仍未明了，但医学界大多数学者认为，子宫内压力异常或胎位不正是产生先天性肌性斜颈的主要原因。

斜颈的种类

1. 轻微的斜颈

有的孩子的斜颈很轻微。2011年7月我照顾了一个宝宝，宝宝出生比预产期提前了5天，第六天我进家的时候，就发现宝宝左右脸不一样大，但并不明显，我顺势摸了摸宝宝的脖子，发现两边肌肉厚度不一致，我让宝宝妈妈试了试，发现果然如此。我安慰宝宝妈妈说，咱们一边给他按摩着，一边观察，毕竟宝宝的症状很轻微。然后我就每天给宝宝按摩，慢慢感觉到宝宝脖子和肩膀连接的这部分肌肉厚度开始一样了，等宝宝到15天的时候，脖子那里也没有长出结节，这说明宝宝轻微的斜颈好了。

2. 严重的斜颈

我接触过一个剖宫产的宝宝笑笑，宝宝从产房一推出来，我就看到宝宝整个脸不对称，呈菱形，左脸小，左额头大；右脸大，右额头小。通常宝宝从产房出来后护士先带着去打预防针，之后再被送回病房。等宝宝回了病房，我对宝宝爸爸说，你让我摸摸宝宝的脖子，宝宝爸爸同意了。然后我让笑笑躺平，站在她头部上方，双手沿着脖子向下摸，就是从耳后顺着胸锁乳突肌向下摸，明显感觉两侧不对称，有斜颈这边比正常那边厚、短，而且发硬，而健康这边摸起来是有弹性的，两边明显不一样。我就对笑笑妈妈说，咱们赶紧找医生给孩子看看。笑笑妈妈把笑笑的情况报告护士站，3个小时之后儿科医生来了，确定孩子是斜颈，需要中医推拿理疗。这个孩子的斜颈出生3个小时之后就得到了治疗，这种情况治疗得越早，推拿得越早，孩子的痛苦越小。

有很多斜颈的宝宝没有笑笑这么幸运，出生三四个月甚至五六个月后，把宝宝竖抱起来的时候才发现是斜颈，到那时候再给宝宝推拿，治疗期要长，孩子就会更痛苦。

医院有自己的程序，宝宝出生属于产科，宝宝生病属于儿科，需要一个程序一个程序地来，在发现宝宝病情上就容易延误。如果我们具备相关的知识，就能及早发现宝宝的病情，让宝宝及早得到治疗，以减轻宝宝的痛苦。

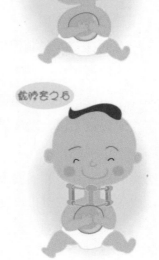

而那些到了五六个月甚至七八个月才发现斜颈的宝宝，医生定期进行常规的按摩后，会给宝宝佩戴治疗的脖套，这种脖套一面高一面低，将高侧放在宝宝患病一侧，减少宝宝向患病一侧歪头。

比较严重的斜颈，家长通过掌握一些有关斜颈的知识，可以及早发现。有些斜颈比较轻微，一开始没有发现，但半个月之后，宝宝脖子位置就会长出结节。

斜颈较严重的孩子，需要定期到医院进行按摩治疗，而我们作为护理人员，在日常的护理中也要多给孩子按摩患处，以配合医生的治疗，让孩子尽早康复。

按摩程序如下：让宝宝的头朝向健康的一侧，用爽身粉涂于患处，避免磨伤孩子肌肤。通过捏、揉等按摩手法来放松斜颈部位的肌肉。最后，将宝宝的头用两手环抱，左右均匀、缓慢牵拉各50下。

患斜颈的孩子，平常总是习惯向患处一侧偏头，而不偏向正常的一侧，因此给孩子揉捏完脖颈之后，要抬起孩子的头，让其不断向两侧转头，左右转相同次数，而不能任由孩子一直转向患病这侧。

家庭护理中可采用以上方法为斜颈的孩子进行复健牵拉。

除此之外，我还会给斜颈的宝宝使用自己缝制的圆球状枕头，而不是平常的扁平状枕头。每当宝宝睡觉时，将枕头放置在宝宝患病一侧的脖颈与肩膀之间，人为地使宝宝的头偏向正常的那一侧，从而让患病侧的脖颈在睡觉时得到足够的抻拉。

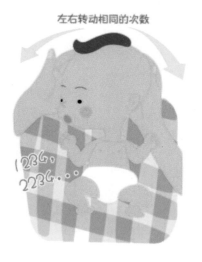

左右转动相同的次数

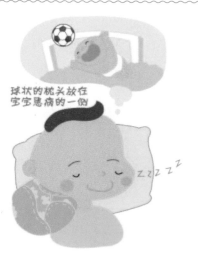

球状的枕头放在宝宝患病的一侧

　　斜颈医学上称为先天性肌性斜颈，现在一般认为子宫内压力异常或胎位不正是产生先天性肌性斜颈的主要原因。胎儿在宫内位置不正或受到不正常的子宫壁压力可使一侧颈部受压，胸锁乳突肌内局部血运障碍，致使该肌发生缺血性纤维变性引起斜颈；难产及使用产钳也是引起肌性斜颈的原因之一。此外，还与家族遗传有关。

　　先天性肌性斜颈早期未得到有效治疗，2岁后即会出现颜面部畸形，因此，一旦发现，应及早诊断，及早治疗。建议家长们根据李大姐所讲述的复健牵拉手法，坚持治疗，防止给患儿带来进一步的损伤。

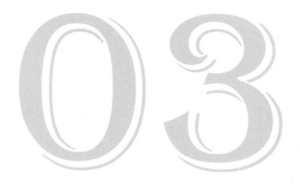

03

宝宝皮肤，娇嫩而敏感的存在

皮肤红斑：
不必过于担心的红印子

新生儿皮肤红斑及表现

新生儿出生头几天，可能出现皮肤红斑。红斑的形状不一，大小不等，颜色鲜红，分布全身，以头面部和躯干为主。新生儿有不适感，但一般几天后即可消失，很少超过一周。有的新生儿出现红斑时，还伴有脱皮的现象。

产生皮肤红斑的原因

宝宝刚出生时，皮肤表面的角质层还没有完全长成，真皮较薄，纤维组织少，毛细血管网发育良好。因此，一些轻微刺激，如衣物摩擦、洗澡后受热受凉等都会使宝宝的皮肤发生充血，出现大小不等、边缘不清的多形红斑，是新生儿常见的皮肤异常。

婧婧是我2012年护理的一个女宝宝，她出生在春天。春寒料峭，外面天气还比较冷，产科病房内却暖暖和和，完全可以满足新生婴儿和产妇的需要。可婧婧的爸妈认为孩子还小，怕冷，给婧婧盖着一层毯子，还盖着一床婧婧姥姥特地做的被子。第二天早上我一进门，看给孩子盖这么多，赶紧把被子和毯子拿开，解开婧婧的衣服检查，果不其然，孩子身上满是红斑。婧婧爸妈看到这种情况很是担心，赶忙叫来大夫看了看，大夫说这是皮肤红斑，是给孩子盖得过多、太热引起的，没有大碍。因为红斑与皮肤之间界限清晰，红斑上没有水泡或结痂等皮损，无需任何治疗就会自行消退，也不会留下任何痕迹。

我们出院回家后，婧婧妈妈在家人的催促下喝了下奶的汤，里面添加了海鲜、虫草等大补的食材。婧婧吃了妈妈的奶后，皮肤红斑又出现了，看到这种情况，婧婧家人后悔不已。既然红斑是由于饮食引起的，我就给婧婧妈做了清淡的食物；调整了饮食后，孩子的红斑消失了。此后，红斑没有再复发，也没有留下痕迹。

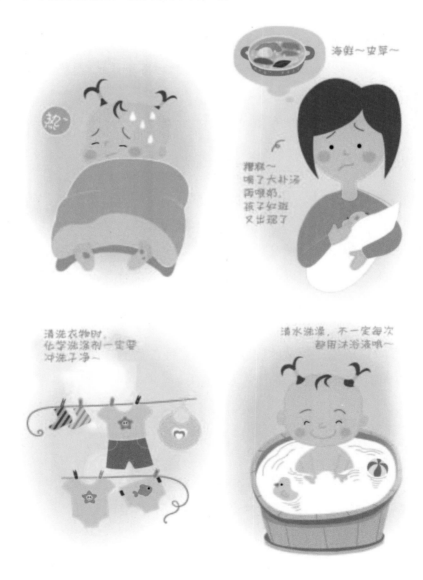

> 　　皮肤红斑通常在新生儿皮肤受到刺激时出现，出得快，消退也快，婴儿没有任何不适感；红斑上没有水泡或结痂等皮损，无需任何治疗就可自行消退，不留任何痕迹。
>
> 　　如果孩子出现红斑后，紧接着又出现像痱子一样的疹子，可以给孩子涂抹儿肤康擦剂（和水以1∶1比例匀兑，比如加儿肤康擦剂5毫升，要配以清水5毫升），然后再涂抹蛇脂软膏，通常3~7天就会痊愈。

专家点评

　　新生儿皮肤娇嫩，皮肤下血管丰富，角质层发育不完善。当胎儿从母体娩出后，便从羊水的浸泡中来到干燥的环境，又受到空气、衣物、洗护用品等刺激，皮肤便会出现皮肤红斑，这可以说是新生婴儿适应环境变化的生理反应。所以，新生儿用品应当以柔软、清洁、刺激性小为宜，衣物清洗时一定要将化学洗涤剂冲洗干净。洗澡时宜用中性洗浴液，不是十分必要时清水洗澡即可，不一定每次都用浴液，因为某些浴液冲洗不净对新生儿娇嫩的皮肤也有刺激性。做到这些，再结合李大姐的日常护理，宝宝皮肤红斑很快就会消失。

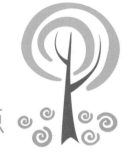

荨麻疹：远离致敏原是重点

什么是荨麻疹

荨麻疹俗称风团、风疹团、风疙瘩、风疹块（与风疹名称相近，但并非同一疾病），是一种常见的皮肤病。由各种因素致使皮肤黏膜血管发生暂时性炎性充血与大量液体渗出，造成局部水肿性的损害。

荨麻疹很少发热，或与感冒同步发病，瘙痒很厉害，时隐时现是其特点。

远离致敏原是治疗荨麻疹的重要环节。如吃海鲜引起荨麻疹，这段时间就不要再吃海鲜了，同时宝宝再洗澡时就不要用洗发水、沐浴露等洗浴用品了。

荨麻疹的类型及治疗

1. 风团样荨麻疹

这种荨麻疹常常起得快，消失得也快，忽来忽去，几乎不用做任何处理。

我照看的一个宝宝一天突然在脸上、身上起了荨麻疹，当时家长不在，孩子起疹子的速度就像是往脸上画画儿一样。我赶紧打电话通知家长，紧急将孩子送往医院就诊，路上用手机将孩子身上的情况拍了下来。就在赶往医院的路上，发现荨麻疹开始退了一部分，经过30多分钟以后到了医院，退得看上去很轻了。大夫看了我之前拍下来的照片，最

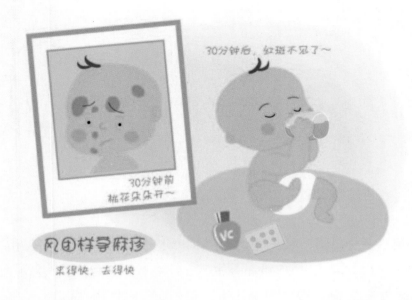

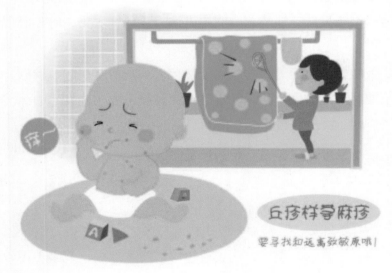

后确诊为荨麻疹，只给开了维生素C，还有扑尔敏，两天后孩子基本就
痊愈了。

　　2. 丘疹样荨麻疹

　　这种荨麻疹常常来得比较缓慢，消失得也比较慢，很难在短时间内
自行消失，多需要处理。多数情况下全身用药较好，有时局部越涂药，

皮疹起得越多、越厉害，治疗药物也就成了致敏原因。可服用抗过敏药物，如VC、钙剂、皮质类激素等，具体到每个宝宝须遵医嘱服用。

❤ **李大姐经验谈**

简单治疗并不意味着无效，关键是要诊断明确、用药准确。激素类药物，一定要严格控制疗程，最多服用3天。皮疹消失后再持续涂抹一段时间，进行巩固治疗，以防止反复。

👆 **专家点评**

新生儿荨麻疹病因复杂，由某些内、外源性因素所致，包括容易发生过敏的食物、药物、吸入过敏物或感染等。此外，温度、日光、摩擦压力等物理因素，以及精神紧张等也可诱发荨麻疹。

如发生急性荨麻疹，食物可能是常见的主要致敏源，而慢性荨麻疹则尘螨和屋尘阳性率最高。

治疗荨麻疹，主要是寻找和远离致敏原、局部涂抹止痒洗剂、脱敏治疗等。小儿急性荨麻疹治疗相对容易，通过抗过敏治疗，大部分患儿皮疹可迅速消退，家长不必过于担心。

尿布疹：宝宝屁股怎么变红了

什么是尿布疹

红臀是新生儿护理中常见的皮肤问题，俗称尿布疹。新生儿尿便次数多，臀部长时间受尿液浸泡。便后不用清水冲洗臀部，尿布透气性能差等，都会造成并加重红臀。

红臀会造成皮肤破损，细菌侵入皮下，引起肛周脓肿，排便困难。

严重尿布疹的治疗

我曾遇到一个红臀非常严重的宝宝，叫明浩，2010年春天出生。明浩的出生给全家人带来了极大的喜悦，但在宝宝退黄疸时，使用的药物引起了腹泻，腹泻又导致宝宝红臀。每次我都要给他冲洗臀部并晾晒，每天两次，每次20分钟，当时也见到了效果。可过了一段时间，孩子的臀部还是有红疹子出现，有时小便后皮肤会发红，大便后皮肤也发红，就连接触到擦大便的卫生纸皮肤也发红。原来明浩的皮肤非常敏感，对大小便和卫生纸都过敏，我只好一样样来解决。

因为是男宝宝，小便时我用纸杯接着，不让尿液沾染宝宝皮肤；发现宝宝有用劲儿要大便的迹象，就抱起来让宝宝排到便盆里，现在不提倡给新生儿把便，但特事特办，明浩的情况只能把大便。为防止宝宝腰脊受损，我让宝宝倚靠在我大腿上来解决大便，这样可以护住宝宝脊柱不受伤害；对纸过敏，我就把旧床单裁开当手纸用。

通过以上方法，切断了导致明浩皮肤过敏的大、小便和卫生纸等过敏源，明浩不再出现尿布疹。但护理孩子的敏感皮肤还是根本。我每天用淡盐水冲洗孩子的臀部，然后擦干，再用吹风机吹干，之后将蜂蜜和蛋清混合涂抹在明浩臀部，20分钟之后再用淡盐水将臀部的蜂蜜和蛋清清洗干净，依次再擦干，吹干，最后涂抹护臀膏。在这样精心护理下，一个月后明浩的红臀彻底好了。

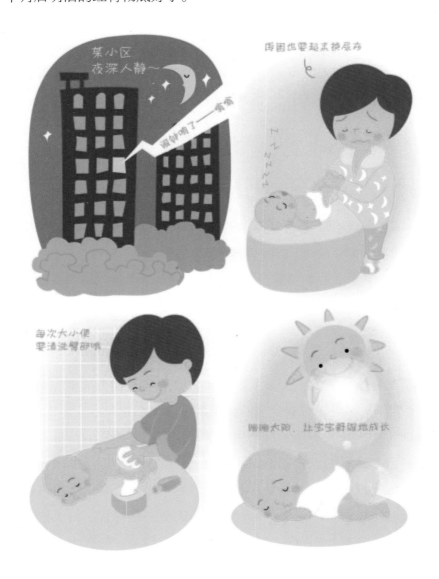

还有一个女宝宝，宝宝妈妈和爸爸太年轻，家里又没有老人帮忙，白天我带着，但晚上只能小两口儿自己带。两人晚上贪睡，结果宝宝拉尿后尿布不能及时更换。刚开始时宝宝屁股只是少许发红，白天我在时，及时洗护、晾晒，到晚上基本就好了，可到第二天早上再去时，宝宝的屁股又红了，而且沾满了尿液和大便。我反复叮嘱孩子爸妈晚上一定要勤换尿布，有大便要清洗干净，擦上鞣酸软膏。但我的叮嘱似乎不起作用，宝宝的屁股眼见着一天比一天红，并开始起丘疹了，这时外用鞣酸软膏已经不起作用了。我第二天早上去上班时，宝宝的屁股已经破损了，我建议他们去医院，医生给开了苦参洗剂，按照说明书进行煎制，一天擦洗3~4次，这样三天就好了。

> 宝宝出现尿布疹首先应该保持臀部干燥，有条件的可以晒太阳，每次大小便后清洗臀部，不要擦，要轻轻沾水，再用干布把水分吸干，晾一会儿，再把鞣酸软膏涂上。如果有红色丘疹和破皮现象，依然可以使用鞣酸软膏，但若过敏则要停用。

会阴部尿布疹

同样是尿布疹，有的会发生在宝宝的会阴部，如男宝宝的阴囊就会发红。护理时，要注意保护宝宝的会阴不被灼伤。

2008年冬天，我护理了一个男宝宝，宝宝刚开始用的是纸尿裤，没有出现异常。家里的老人怕纸尿裤不透气，就改用了传统的尿布，刚用了两天，就发现孩子小蛋蛋呈粉红色了。姥姥还挺高兴，觉得这样很漂亮。我赶紧跟她解释，这可不是什么高兴的事，这是宝宝得了尿布疹，要特别注意了。我开始特别留意宝宝会阴部的清洁，每次大小便后都给宝宝冲洗臀部并晾晒，让宝宝臀部充分接受空气浴，然后再涂上紫草油，这样护理三天后见效了，宝宝的小蛋蛋不红了。

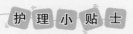

如何预防红臀

1. 大便后，及时冲洗臀部，擦干，通风，晾干。
2. 使用透气性能好的尿布，不能铺塑料布。
3. 掌握宝宝排便规律，及时更换尿布。
4. 一旦发现红臀，每次为宝宝冲洗臀部后要用鞣酸软膏涂抹。
5. 不要使用爽身粉。

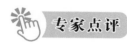

尿布疹是指在新生儿的肛门附近、臀部、会阴部等处皮肤发红，有散在斑丘疹或疱疹，又称新生儿红臀。主要是由于婴儿尿布更换不勤或洗涤不干净，长时间接触、刺激婴儿皮肤或反复摩擦局部而引起的，护理不当继发细菌或念珠菌感染后情况加重，严重者，特别是营养不良的慢性腹泻婴儿，可发生皮肤溃疡。李大姐在尿布疹的护理预防方面非常专业，建议新生儿家长们学习借鉴一下，让宝宝健康舒服地成长。

湿疹：过敏体质？孕激素？消化功能紊乱？皆有可能

什么是湿疹

婴儿湿疹有许多俗名，如奶癣、奶疮、胎毒、湿毒等，是很常见的一种皮肤病。婴儿湿疹多在宝宝出生二十多天至六个月左右发生，表现为瘙痒，形态有多种，如红肿、脱皮、破损、结痂等。

对于孩子来说，得湿疹是件很难受的事。患湿疹的部位又痒又疼，会令孩子烦躁不安、哭闹不止，难以安睡。因而要积极预防，尽量不让湿疹找上孩子。

很多幼儿发病初期会长出一些小红疙瘩，首先出现在眼眉，继而是前额、两腮、耳朵、耳根和前胸；耳后常呈现糜烂状，如室内温度过高或潮湿，疙瘩数量会较多，室温一旦下降病情很快会好转。

湿疹的原因

湿疹病因比较复杂，通常得湿疹的孩子很多是先天性过敏体质，在受到外界致敏因子刺激后引起发病；食物过敏是引起湿疹的主要原因之一；另外，室内温度、湿度过高，对潮湿敏感者易发生湿疹；春天孩子得湿疹的比较多，因为这个时期正是树木花草生长的时期，孩子吸进了空气中的花粉、粉尘或螨虫，引起湿疹。

过敏体质的婴儿易患湿疹，消化功能紊乱的婴儿也易患湿疹或皮疹，也有婴儿因乳类过敏而长湿疹。

1. 过敏体质

2009年底2010年初我带了一个叫茂茂的宝宝，他的妈妈当时正在考博士，平时茂茂妈妈就喜欢吃辣椒，为了给孩子喂奶就忌了口。但茂茂的姥姥为了给闺女补充营养，就给茂茂妈妈做了她喜欢吃的辣子鸡，还特别做了海参，茂茂妈妈也就没忍住都吃了，以为吃个一次半次的没事。结果宝宝吃奶以后，下午就开始长湿疹，遍布全身，非常厉害。我们赶紧带茂茂去医院检查，医院通过茂茂妈妈吃的东西找到了致敏原——辣椒和海鲜，医生叮嘱茂茂妈妈，只要喂母乳，就不能再吃辣椒、海鲜等刺激性的食物，因为还有可能再次诱发茂茂的湿疹。然后医生给茂茂开了治疗湿疹的药物，在湿疹部位用中药擦拭，经过两个多月的治疗，茂茂的湿疹最终得到了控制。

茂茂是一个过敏体质的孩子，这跟茂茂妈妈怀孕时期的饮食习惯有很大关系。茂茂妈妈之前在海滨城市读书，这对于本来就喜欢吃海鲜的她来说，自然如鱼得水，即使怀孕期间也是每天都吃海鲜，所以导致茂茂的过敏体质来说比较严重。这样体质的孩子一旦发生湿疹，治疗起来就相对麻烦一些。

2. 孕激素

还有一种湿疹情况是由妈妈孕激素引起的。

2012年的时候，我护理了一个宝宝，孩子一直很健康，护理起来也很省心，连黄疸都没怎么察觉就退了。但宝宝到了快满月的时候，突然之间冒出来了湿疹，脸上、头上、耳朵上都是，情况非常严重。宝宝妈妈没吃辣椒等刺激性食物，也没给宝宝穿太多衣服，不知道为什么宝宝就起湿疹了。我们赶紧到医院给宝宝检查，大夫说这是妈妈的孕激素造成的。

由孕激素引起的湿疹，多在产后27、28天左右发生。通常表现为来的比较快而多，满脸包括耳朵、头皮都有湿疹出现。按照医生开的药方，我们先给宝宝涂抹了两天苦参洗剂，后来用蛇脂软膏，慢慢宝宝就康复了。

3. 消化功能紊乱

我护理过一位叫玉玉的宝宝，就是因为消化功能紊乱而得了湿疹。玉玉的体重偏重，需要的能量比较多，但是孩子的消化功能还处于比较弱的阶段，因而她摄入的食物量和消化的量并不成正比，所以引起了湿疹，这是典型的由于消化功能紊乱引起的湿疹。

遇到这种情况，可以把进食减少一部分，如把原来进食的120毫升减少为90毫升，两次喂奶之间可加白开水。

♥ 李大姐经验谈

刺激性的食物容易诱发孩子湿疹。

热、刺激性的衣物同样也可以诱发湿疹，包括给孩子穿的、盖的化纤类织物、羊毛织物，孩子的洗漱用品都可以诱发湿疹。

对于过敏体质的孩子来说，湿疹发作起来尤其严重。

湿疹轻的情况下可在家治疗，重的则必须去医院让大夫诊治。

治疗湿疹时，按大夫的医嘱用药，不要用了一天就停了，这样反而会让孩子病情加重，治就要治得彻底一些。

湿疹的类型

2007年10月，我带过一个宝宝叫洋洋，洋洋的湿疹是那种带黄头、有脓样儿的湿疹，长在脸上，而不是遍布全身，主要在眉毛上，形成两条黄眉，因此被洋洋爸爸戏称为"黄眉大侠"。这就是脂溢性的湿疹，是湿疹的一种。

通常湿疹分以下三类：

1. 脂溢型湿疹

多见于1~3月的婴儿，其前额、颊部、眉间皮肤潮红，覆盖黄色油腻性鳞屑，头顶部可有较厚的黄浆液痂，后颈、腋下及腹股沟可有擦烂、潮红及渗出，患儿一般在6个月添加辅食后自愈。

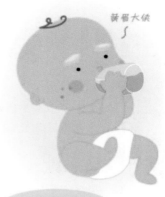

2. 渗出型湿疹

多见于3~6个月肥胖的婴儿，最先出现于头面部，除口鼻周围不易发生外，两面颊可见对称性小米粒大小红色小丘疹，间有小水疱及红斑，基底浮肿，片状糜烂渗出，黄浆性结痂较厚，因抓痒常见出血，有黄棕色软痂，剥去痂皮后露出鲜红色湿烂面，呈颗粒状，表面易出血。如不及时治疗，可向躯干、四肢及全身蔓延，并可以继发感染。

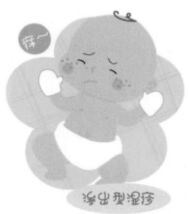

3. 干燥型湿疹

多见于6~12个月，或在急性亚急性期以后，皮肤表现为丘疹、红肿、硬性糠皮样脱屑及鳞屑结痂，无渗出。常见于面部、躯干及四肢的伸侧面，往往伴有不同程度的营养不良。

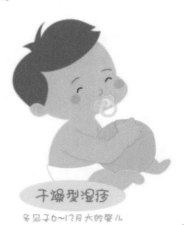

湿疹的预防

如果父母两人中有一人或双方都是过敏性体质，从宝宝出生起，就要开始注意尽量避免湿疹的发生。湿疹在婴儿期是最常见的，有很强的遗传性。

1. 在婴幼儿期，室内环境要保持清洁，湿度适宜，温度不要超过22℃，湿度不要超过60%，衣服、包被都要是纯棉制品，不要包得太多，不要让宝宝出汗，如果连续出汗48小时，宝宝脸上、头上就易出现湿疹，这就是潮湿引起的过敏性湿疹。

2. 尽量避免让孩子接触扬尘、花粉等致敏原。

3. 不要用碱性大的香皂给孩子洗脸、洗澡，尽量给孩子使用纯天然、无香味、无刺激的洗漱、护肤用品。

4. 给宝宝选用宽松透气的纯棉衣物，最好不穿化纤织物的衣物，尤其是内衣。

5. 尽量母乳喂养，如果母乳不足，适当选用水解配方婴儿奶粉。

6. 如果宝宝出现了湿疹，母乳喂养母亲不要吃海鱼、海虾和其他海鲜类食品，不要吃刺激性较强的食品。多吃些清淡而富有营养的食物，比如新鲜蔬菜和富含维生素C的食物。不吃或少吃油腻食物等。

7. 引起湿疹最常见的原因是食物，下面这8种食物容易引起过敏，对于过敏性体质的孩子在添加这类食物时要留意观察孩子的反应：鲜牛奶、鸡蛋清、花生、坚果、大豆、鱼虾、大麦、贝类。

湿疹的护理

轻度湿疹不需要治疗，如果症状比较严重，可采取以下方式护理：

1. 如果抓破皮肤要注意保持皮肤清洁，避免感染。

2. 如果湿疹面积不大，可选用蛇脂软膏或其他药膏涂抹患处。

3. 如果情况严重，面积较大，应去医院就诊。也可用苦参洗剂水，煎后用药汁涂抹患处。

4. 湿疹比较严重时不要进行预防接种，还要避免接触其他病人引起感染。

怎么判断湿疹的严重程度？孩子只是脸上有几个小疙瘩的情况就不严重，不要害怕；要是身上某一部位大片出现，甚至浑身都有，就是情况严重。肉眼一看就能分辨出来。

湿疹会痒，孩子小的时候通常不会有意识地抓，但睡觉会不踏实。如果宝宝指甲长，有可能无意识抓破，所以患湿疹时要给宝宝剪指甲，必要时可给宝宝带上小手套。

湿疹不破损，用了药通常就会收敛回去。湿疹破损的情况下会感染，感染后会起脓疱疮，后果非常严重。这时就要看医生，而医生此时通常会开抗生素。

患湿疹的宝宝不能游泳，洗澡的时候注意不能用过热的水，只能用清水冲洗，不能久泡，不能用洗发水、沐浴露等。

妈妈要饮食清淡，尤其是湿疹严重的母乳宝宝，妈妈更要注意。

就医建议

1. 身体大面积起湿疹，症状严重的应及时就医。
2. 湿疹表面破损的，应及时就医。

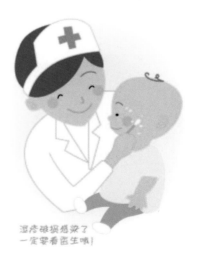

湿疹破损感染了一定要看医生哦！

专家点评

新生儿湿疹是一种变态反应性皮肤病，就是平常说的过敏性皮肤病，其主要原因是对食物、吸入物或接触物不耐受或过敏所致。新生儿湿疹大多发生在出生后1~3个月，6个月以后逐渐减轻，1~2岁以后大多数患儿逐渐自愈，病情轻重不一。

皮疹多见于头面部，如额部、双颊、头顶部，以后逐渐蔓延至颏、颈、肩、背、臀、四肢，甚至可以泛发全身。初起时为散发或群集的小红丘疹或红斑，后逐渐增多，并可见小水疱、黄白色鳞屑及痂皮，可有渗出、糜烂及继发感染。

在婴儿湿疹明显时得先治疗，皮疹消失后并不代表万事大吉，更重要的是搞好家庭护理防止宝宝湿疹的反复。

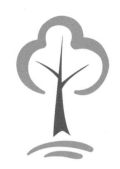

痱子：出汗的小麻烦

什么是痱子

痱子又名"汗疹"，多是由于大量且持久的出汗、造成汗孔阻塞引起的。多发于高温多雨的夏季。由于宝宝皮肤细嫩且汗腺功能尚未发育完全，所以发生痱子的机会较多。

痱子大部分为自限性，一两周内即可消失。轻微的痱子，只要让宝宝处于通风好的环境，保持凉快，衣服能吸汗，或帮宝宝泡个温水澡，水中放入少许宝宝痱子露，洗完澡后擦干身体再擦上适量痱子粉保持干爽即可。

有的宝宝已长了痱子，家长仍怕宝宝着凉而不敢开空调或套了好几件衣服，反而会使痱子更为严重。一些体重过重的胖宝宝，在其皱褶对磨部位，如脖子、腋下，大腿内侧等，痱子常演变成"对磨疹"，病灶常呈潮红一片，脱屑、湿润甚至皲裂、糜烂等情况皆有可能发生。

在空调房间呆久了，房间又不通风，一进一出，宝宝头上痱子立即就会非常严重。如果宝宝出了汗，不能立即吹空调，因为从热的环境中一下子到冷的环境中，极易刺激痱子生长。注意用温水给宝宝擦脸，避免冷、热水刺激宝宝肌肤。

痱子的预防

在炎夏和高温环境中，应注意通风和降温，少穿、少盖，睡凉席、凉枕。

给宝宝穿宽松、透气、吸汗的薄棉布衣服，并注意保持皮肤清洁干燥。

居室环境如果潮湿、闷热，要及时除湿，大多数空调有除湿功能，有些空气净化器也有除湿功能，条件允许可购买一台除湿机专门除湿。

夏季宝宝应常洗浴，以温水浴为好。

夏季宜常服清凉饮料，如绿豆汤、五花茶等。

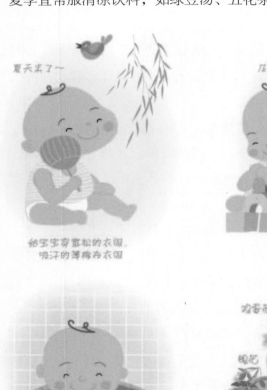

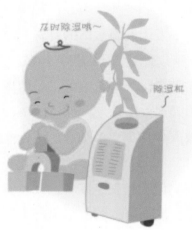

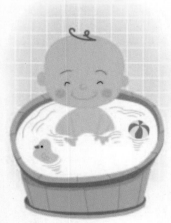

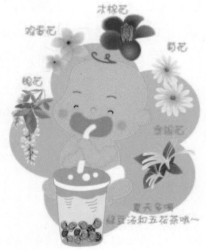

痱子的治疗

汗液是宝宝出痱子的主要原因，出汗后及时洗去汗液，宝宝就不大可能出痱子了。

对于出痱子的宝宝，最有效的处理方法就是勤洗澡，最好能做到一天两次，不让汗液粘在宝宝皮肤上。

 就医建议

持续不退的痱子，易引起续发性细菌、霉菌感染或湿疹化，此时就应寻求皮肤科医生的诊治。

阳光大姐小帖士

给有痱子的宝宝洗澡时，可以在洗澡水中放一支藿香正气水，治疗效果很好。

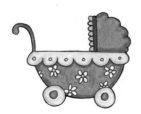

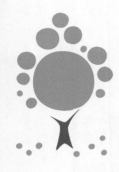

脓疱疮：彻底清创很必要

什么是脓疱疮

天气炎热容易引发新生儿各种皮肤疾病，如皮肤汗疱疹、尿布皮炎、皮肤皱烂等，这些皮肤疾病如得不到良好的护理和适当的治疗，就很容易引发新生儿皮肤感染——新生儿脓疱疮。由于新生儿的皮肤娇嫩，有时非常轻微的皮肤擦伤就会使病菌长驱直入，引起皮肤感染或化脓，形成脓疱疮。

脓疱疮又称传染性脓痂疹，是一种常见的化脓性球菌传染性皮肤病。夏秋季节气温高、湿度大，皮肤浸渍等都容易使病菌侵入皮肤繁殖，为促发本病形成条件。特征为发生丘疹、水疱或脓疱，易破溃而结成脓痂。脓疱疮为接触传染，蔓延迅速，可在儿童中流行。

新生儿脓疱疮经摩擦破溃后有黄色脓液溢出，形成黄痂附着。患儿会出现发热、精神委靡、吐奶、进食少、腹胀等症状。

脓疱疮的诱因——热

2006年12月份我照顾了一个叫晶晶的宝宝，当时正值冬天，家里有暖气，晶晶家人怕孩子冷，就把电暖气也用上了，室内温度达到28℃以上。因为温度过高，晶晶起了一头痱子，有了痱子自然会痒，晶晶就用手抓挠，结果抓破了皮肤从而引起了脓疱疮，皮肤发生红肿并有渗液发生。我和晶晶妈妈赶忙带着她去了医院，大夫说这是比较轻的脓疱疮，回家之后注意保持皮肤清洁，让脓疱疮自行消失即可。大夫还给我们开了抗生素来消除感染，要求用完一个疗程。因为是局部用药，就把脓疱疮部位用医用纱布包扎起来，以防再次被孩子抓破，否则脓疱疮会蔓延到其他部位或传染给别人。

除了按时涂抹药物，平时的护理中还要注意给宝宝多饮水；饮食保持清淡，吃易消化的食物，使宝宝大便通畅；保持宝宝的卫生，每天清洗衣服、被单、毛巾，把宝宝的肥皂、毛巾和大人的分开；在涂药膏时带上手套，涂完后则要把手彻底洗干净，在宝宝的脓疱疮没消退之前，都用纸巾而不是毛巾来擦干手，以免细菌通过毛巾传播。

经过一段时间的治疗，晶晶的脓疱疮痊愈了。

我照顾过的另一个宝宝多多的脓疱疮也是因为高温导致的，只是她是发生在夏天。那是2013年夏天，天气较炎热，因怕产妇受凉，家人不让使用空调，结果导致多多患上了严重的湿疹，脸上、身上都有。我给多多涂抹了蛇脂软膏，但不见好转，三天后多多身上开始起脓疱疮，有炎性红晕，非常软。我和家长就带多多去医院，当时大夫用棉签从多多受感染的部位取皮肤样本作了组织培养，第二天结果出来后，医生按照化验结果给我们开了抗生素，以杀菌、消炎、止痒为原则。但是因为疱壁已破，形成了糜烂面或结痂面，需要用0.1%利凡诺溶液湿敷，敷后外用0.5%新霉素软膏涂抹。

大夫在检查时交代脓疱疹在没有治疗之前都具有传染性，一旦接受抗生素治疗，并且皮疹开始消退（通常在24小时后）就不会传染给别人了，在此前不要到人多的地方去，也不要和其他小朋友在一起玩。

脓疱疮的治疗要点

1. 早发现，早治疗

在我刚开始干月嫂的时候照顾过一个宝宝，宝宝也是出生在炎热的八月份。一天，我突然发现宝宝胳膊底下有几个小泡，就带着小宝宝去医院检查。医生说不要紧，轻轻擦擦它，别擦破就行。我当时也没什么经验，觉得医生这么说那就不要紧了，而且当时确实就几个小泡，我就把孩子抱回家了。当天我下班走的时候孩子还没事，结果第二天一起来，孩子全身都是一片片的脓疱，治疗起来让孩子吃了不少的苦头。

2. 彻底清创很必要

局部彻底清创，是治疗脓疱疮最有效的方法。妈妈不要因心疼宝宝而拒绝医生处理，如果局部处理不彻底，用再多的药物也难以奏效。如果婴儿出现黄疸、体温升高等现象，就预示着可能发生了全身感染，应及时就医。

我曾经照顾过一个宝宝，冬天他家里也特别热，室温在29℃左右，给宝宝穿得也多，结果宝宝先是耳朵后面起了几个小白点，就像粉刺似的，我就用碘伏给他擦了擦，希望能好，第二天他的几个小白点就变成米粒那么大了。

我赶紧告诉宝宝爸爸，他爸爸和我就带宝宝去医院了，先是带宝宝看内科，内科医生说是发炎，给开了消炎药，我们觉得刚出生这么几天的孩子吃药多伤身体，就又带宝宝去了外科。到了外科，医生说是湿气大，给开了熬好的中药水，装在一个玻璃瓶里，每天给孩子敷上。当天下午回去我就按照医嘱给孩子敷了，第二天去一看，孩子的脓疱疮不仅没有见好，反而更大更厉害了。

我们去了另一家医院，医生看到这种情况，把针消了毒，在脓疱疹上扎了两三个眼儿，然后用棉签将里面的脓水一点点蘸出来，特别小心，不让脓水沾到其他地方的皮肤上，用棉签蘸出所有的脓水，再用碘伏擦拭创口，这样处理了好长一段时间，终于把所有的脓水都蘸干净了，到下午的时候，脓疱疮的皮儿就干了，不发红了。

脓疱疮的预防

勤洗澡，多观察，为宝宝勤换衣服，特别要注意宝宝的褶皱处。一旦宝宝发生脓疱疮，接触过宝宝皮肤的衣物必须高温消毒。

如果皮肤有糜烂、溃破、蚊虫叮咬、毒痱子、毛囊炎等，抓破后易引发细菌感染，因此当宝宝皮肤有以上情况时，要特别注意护理，避免引发脓疱疮。

♡ 李大姐经验谈

一旦患了脓疱疮，一定要避免水洗，保持局部干燥；清创后开始长出新的皮肤组织，这时宝宝会感到很痒，此时不要让宝宝抓挠，大人可以帮助在旁边轻轻挠一下，减轻宝宝的瘙痒感。

一定要注意好好护理创口，防止感染，一旦感染容易导致破伤风、败血症，后果非常严重。

 ### 专家点评

脓疱疮又名"传染性脓疱病"，俗称"黄水疮"，是一种常见的、通过接触传染的浅表皮肤感染性疾病，以发生水疱、脓疱、易破溃结脓痂为特征。本病流行于夏秋季节，多见于2～7岁儿童，新生儿脓疱疮一经发现应立即隔离和就医。病情轻者可以肌注青霉素或口服抗菌素；病情重者可静脉滴入抗菌素并配合全身支持疗法，减少自然接触传染的机会。若未及时处理或治疗不当，可发展成新生儿脓毒血症，则相当危险。所以为了防止新生儿脓疱疮的发生，要注意避免损伤其皮肤，勤给宝宝洗澡、换衣裤，同时保持皮肤干燥清洁。

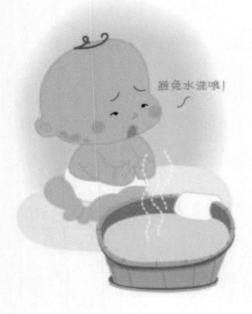

避免水洗哦!

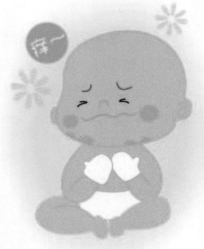

长新的皮肤组织时,
宝宝感到痒,不要抓挠!

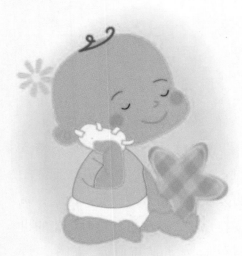

好好处理创口,防止感染~

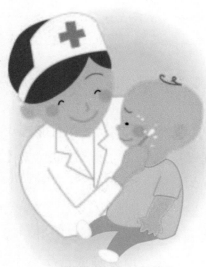

彻底清创很必要哦!

幼儿急疹：突然发烧要留心

什么是幼儿急疹

幼儿急疹又称婴儿玫瑰疹、烧疹，是常见于婴幼儿的急性出疹性传染病，一般表现为高热3~4天，然后骤然退热并出现皮疹，一般几小时内皮疹开始消退，2~3天内全部消失，无色素沉着及脱皮。

幼儿急疹多见于6~18月的宝宝，但也有4个多月就发的，3岁后就比较少见了，春、秋季发病较多。

急诊的症状

幼儿急疹的症状是孩子突然发高烧，没有过渡的过程，而是一下子烧到38.5℃~39℃，之前没有任何的症状，不像普通发烧有感冒的症状，也不咳嗽、流鼻涕，同时孩子的精神较好。3~4天之后，高烧退去，孩子全身出疹子。

幼儿急疹有传染性，如果孩子常去玩耍的环境中有小朋友出急疹，就要远离这个区域。

我护理的一个宝宝，四个半月的时候突然开始发高烧，烧到39℃，那时我已经结束跟这家的服务合同了。姥姥打电话给我说孩子发烧了，问我怎么办。那时正值春天，是急疹的高发期，以前我就跟孩子姥姥每天带孩子到小区的广场上玩儿，几乎所有的孩子都会在那儿玩，我就想会不会有可能被小区的孩子传染了急疹。我说，阿姨你带孩子去医院看看，要是医生当感冒治的话，你提醒一句有没有可能是幼儿急疹。孩子姥姥听了，就带孩子去医院了。医生一测体温，以为是感冒，正要开药呢，孩子姥姥就说有没有可能是孩子出疹子？大夫一听，接着就说："对，这样观察看看吧，先不急着打针吃消炎药了，孩子发烧先贴点退烧贴，物理治疗，观察上三天。"结果到第三天，孩子全身就都出疹子了。

♥ 李大姐经验谈

现在很多家长特别紧张孩子发烧，一发烧就去医院吃药打针，殊不知还有幼儿急疹的可能性。

孩子患幼儿急疹发烧时，多给孩子喝水，采取物理退烧法如贴退烧贴，尽量不要用药物压制孩子发烧，因为需要孩子通过发烧将身体里的毒素完全挥发出来。可以给孩子喝香菜水帮助孩子出疹子，因为香菜是发物。

出疹子之后，不用给孩子身上涂抹药物，等疹子自然退却就好了。

🖐 专家点评

幼儿急疹是婴幼儿常见的一种以高热、皮疹为特点的疾病，一般患儿高热3～5天后，骤然退热并出现皮疹，此病多发生于春秋季，发病患儿多在两岁以内，尤以1岁以内最多。主要原因是婴幼儿感染了人类疱疹病毒。本病预后良好，家长主要是加强护理、对症治疗，保证患儿休息，给宝宝多饮水，喂宝宝易消化的食物等。

04

五官那些事

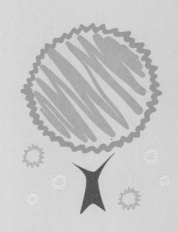

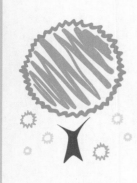

眼眵多：
还宝宝一个清澈纯净的视野

眼眵多须重视

新生儿眼眵多不容忽视，它可能导致新生儿先天性泪囊炎等疾病，如不及时治疗，会影响到新生儿的视力发育。眼眵多是由于细菌入侵到泪囊并在泪囊中繁殖，引起化脓，脓性物填满整个泪囊后无法往下排泄，只有沿着泪囊、泪小管向上排到眼睛里。如果不及早治疗，有可能并发角膜炎，角膜可能由黑变白形成白斑，进而影响宝宝的视力发育。

医学专家提醒，宝宝出生后，应该特别注意观察宝宝眼眵的多少，如果出生一周后还有眼眵，应尽早去眼科检查治疗。同时，夏季高温酷暑，正是泪囊炎多发季节，年轻的父母更应重视。

眼眵多的原因

1. 常规原因

新生儿眼泪管发育不全，较短、不通，眼泪无法排出，导致宝宝眼泪汪汪、眼眵多。

新生儿眼眵多，最可能的原因就是上火，往往是由于怀孕期间妈妈上火造成的。通常表现为新生宝宝睡觉起来，眼睛周围都是眼眵，而且还是大片大片的，很黏，有时候连眼睛都睁不开。

母乳喂养的宝宝上火，多数是因妈妈平时喜食鱼、虾、肉等热量高的食物，较少食用水果、蔬菜等引起的。宝宝除了眼眵多外，还常伴有怕热、易出汗、大便干燥、舌苔厚等症状。

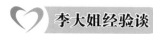 李大姐经验谈

> 　　新生宝宝眼眵较多，建议将柔软的纱布沾湿之后慢慢为孩子擦拭，然后涂抹眼药膏，等到出了满月就没事了。
> 　　如果是由于妈妈饮食习惯造成母乳喂养的宝宝眼眵严重，治疗的办法自然需要妈妈配合，如改善饮食结构、多喝水等，必要时服一些清热泻火、消食导滞的中药。

2. 倒睫

正常的孩子2～3个月大时，早上醒来眼睛上可能会有些眼眵，这是因为这个时期眼睫毛容易向内生长，眼球受到摩擦刺激所引起。一般到宝宝1岁左右，睫毛自然会向外生长，眼眵便渐渐少了，所以用不着治疗。可以用棉签沾生理盐水，从内眼角向外眼角轻轻擦拭干净。

2011年夏天我护理的宝宝叫晓宇，当时孩子4个月了，小脸胖胖的，两颊丰满，眼睛被挤得弯弯的，总像在微笑，一张非常可爱的娃娃脸。也就是这个时候，晓宇开始无缘无故地流泪，两眼总是泪汪汪的，早晨醒来还有眼眵，总用小手不停地揉眼睛。

我们带晓宇到医院做检查，大夫说这是倒睫，就是眼睫毛粘在了眼球上，引起眼球不适。孩子父母担心睫毛刺坏宝宝的眼睛，医生解释说，婴儿睫毛很软，倒睫不会刺伤宝宝的眼睛，随着年龄的增加，倒睫现象会逐渐减轻直至消失。

每当宝宝从睡眠中醒来时，我会仔细观察睫毛是否粘在了宝宝的眼球上，如果有，就用食指轻轻压住宝宝下眼睑并向下压，使睫毛离开眼球；如果有脱落下来的睫毛粘在眼球上，宝宝哭时眼泪会把睫毛冲出来，必要的时候，可用湿的消毒棉签轻轻地粘出来。

在这样的精心护理下，晓宇的眼眵慢慢没有了，也不再用小手揉眼睛了。

如果倒睫严重，属器质性改变，需要手术治疗，但要等到宝宝大一点再手术，因为有可能随着年龄增大而自然消失，此时应加强护理，不要急于手术。

别把胎脂当眼眵

如果孩子一出生，眼睛上就有一层灰白色的东西，这可不是眼眵，医学上将其称为"胎脂"。胎脂有保护皮肤和防止散热的作用，可以自行吸收，不要随便擦除。

护 理 小 贴 士

1. 洗手：妈妈先用流动的清水将手洗净。
2. 浸湿：将消毒棉球在温开水或淡盐水中浸湿，并将多余的水分挤掉（以不往下滴水为宜）。
3. 湿敷：如果睫毛上粘着较多分泌物时，可用消毒棉球先湿敷一会儿。
4. 擦拭：再换湿棉球从眼内侧向眼外侧轻轻擦拭。
注意：一次用一个棉球，用过的就不能再用，直到擦干净为止。

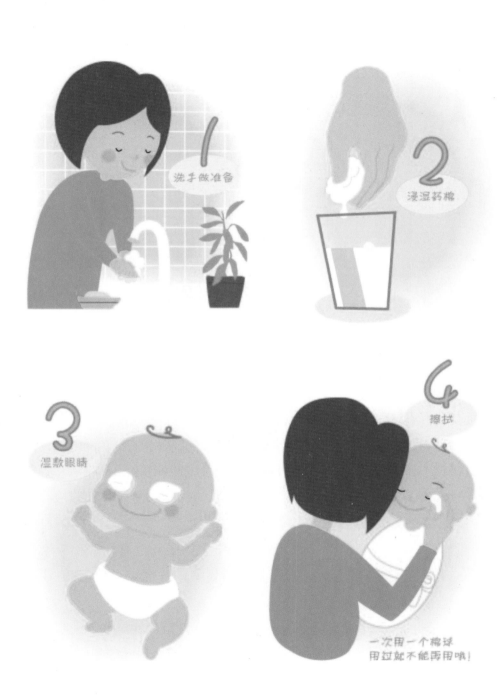

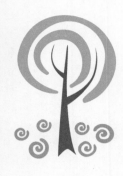

泪囊炎：
按摩手法很重要

什么是新生儿泪囊炎

宝宝的鼻泪管是在母胎内形成的，通常出生时处于开通状态。如果鼻泪管下端有黏膜残留，出生后鼻泪管仍未开通，叫先天性鼻泪管阻塞，也叫新生儿泪囊炎。

新生儿泪囊炎的症状

2010年7月，我护理了一个叫焦洋的宝宝。焦洋很特殊，出生时各个方面都发育不完全，体重只有4斤，所以护理需要格外细心。

有一天早晨起来，我发现宝宝双眼泪汪汪的，眼角有红色的眼眵，我建议带孩子到医院去看看。大夫用拇指轻轻按压孩子眼角，有粘液和脓性分泌物流出，确诊宝宝得的是新生儿泪囊炎，大夫给孩子开了滴眼液，让按时滴，并每天按摩2~3次，每2个星期复查一次。

这样护理了一段时间，直到有一天宝宝内眼角没有粘液和分泌物了，带孩子去复查时，大夫说已经完全康复了。但如果按照上述方法护理3个月还不见好转，就要进行手术治疗。

我护理的另一个宝宝靓靓的泪囊炎就是手术治疗的。靓靓出生后，眼睛老是流眼泪，而且有眼眵，带她到医院检查，医生确诊是泪腺不通，也就是泪囊炎。医生将针管充满水，冲洗靓靓的泪腺，然后再用银针疏通泪腺，经过四次治疗，靓靓的泪腺终于疏通了。

泪囊炎长期不疏通，分泌物就会堵在眼睛泪腺周围，时间长了会引起发炎。

护理轻微的泪囊炎，关键是掌握正确的按摩手法：首先要轻轻挤压泪囊，将分泌物挤出，然后把滴眼液滴在泪囊处，轻轻按摩泪囊，以使滴眼液进入泪囊，发挥药效。

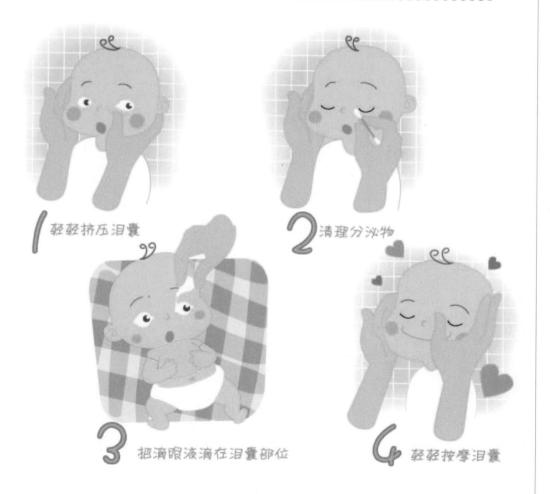

1 轻轻挤压泪囊

2 清理分泌物

3 把滴眼液滴在泪囊部位

4 轻轻按摩泪囊

新生儿泪囊炎是由于鼻泪管下端的胚胎残膜没有退化，阻塞鼻泪管下端，泪液和细菌潴留在泪囊内，引起继发性感染所致。绝大多数婴儿的此种残膜可在出生后4～6周内自行萎缩而恢复通畅，只有2%～4%的足月产婴儿可能有此种残膜阻塞。

正如李大姐所讲，按摩手法很重要，家长们可以按照李大姐所教的手法，用手指对泪囊向下做按摩，如经6个月以上的保守治疗，包括多次按摩仍不见效者，可先冲洗并滴用抗生素，再用探针探通，多可获得痊愈。

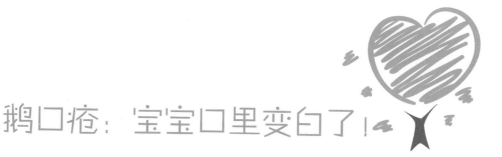

鹅口疮：宝宝口里变白了！

什么是鹅口疮

宝宝口腔黏膜或舌面上附着白色絮状物或豆腐渣样的东西，用棉签不易擦掉，这是孩子得了鹅口疮，病儿大多没有不适症状。

鹅口疮又名雪口病、白念珠菌病、鹅口、雪口、鹅口疳、鹅口白疮，是由白色念珠菌感染所引起，在黏膜表面形成白色斑膜的疾病，多见于刚出生不久的婴幼儿。这种真菌有时可在口腔中找到，当婴儿营养不良或身体衰弱时发病，新生儿多由产道、乳头不洁或手指污染感染。

鹅口疮的主要症状

口腔黏膜出现乳白色微高起斑膜，周围无炎症反应，形似奶块，无痛，擦去斑膜后，可见下方不出血的红色创面斑膜，面积大小不等。多发于舌、软腭及口唇部的黏膜，白色的斑块不易用棉棒或湿纱布擦掉。

在感染轻微时，除非仔细检查口腔，否则不易发现，也没有明显痛感或仅在进食时有痛苦表情。严重时宝宝会因疼痛而烦躁不安、胃口不佳、啼哭、哺乳困难，有时伴有轻度发热。

受损的黏膜治疗不及时可不断扩大蔓延到咽部、扁桃体、牙龈等，更为严重者病变可蔓延至食道、支气管，引起念珠菌性食道炎，出现呼吸、吞咽困难，少数可并发慢性黏膜皮肤念珠菌病，影响终身免疫功能，甚至可继发其他细菌感染，造成败血症。

鹅口疮的发病原因

1. 母亲身上找原因

有的母亲阴道有真菌感染，婴儿出生时通过产道，接触母体的分泌物而感染。

2. 宝宝身上找原因

（1）身体抵抗力不够强大。新生宝宝的口腔黏膜娇嫩，抵抗力弱，稍有擦损，就会使病菌有机可乘，侵入宝宝的伤口继发感染。

（2）盲目用药。现代医学证实，婴幼儿患鹅口疮还与长期盲目使用广谱抗生素、类胆固醇药物有关，造成婴幼儿体内正常菌群紊乱，真菌乘虚而入并大量繁殖。

3. 卫生习惯找原因

（1）乳头不洁或喂养者的手指伸入宝宝口腔内导致感染。妈妈的内衣触碰、手部触摸、毛巾等都是造成妈妈乳头不洁的根源。而用手指触摸宝宝的口腔，则会将致病菌直接带入宝宝口腔。

（2）带菌的医护人员或卫生条件不达标的育婴室，都有可能造成宝宝感染致病菌。

（3）忽略宝宝用品的清洁消毒。玩具、毛巾、奶瓶、奶嘴、尿布……这些和宝宝时刻亲密接触的物品，如果没有做到及时的清洁和消毒，就有可能成为病菌的传播源。

（4）忽略宝宝的口腔清洁。宝宝喝完奶后，须做口腔清洁的工作，否则存留在宝宝口腔内的奶汁也会因变质导致病菌滋生。

2008年我护理了一个宝宝，宝宝出生两天之后开始出黄疸，而且黄疸值特别高，被带去照蓝光，同时打抗生素治疗。接着宝宝开始长鹅口疮，这是由于使用抗生素导致宝宝胃肠内的菌群失调造成的。宝宝每次吃奶的时候都哭闹不止，因为口腔黏膜上有创伤面，一吃奶就会疼，所以医生给开了制霉菌素片，将一片药分成3份，磨成粉，用香油搅拌均匀，在吃奶后给宝宝涂在创伤面上，这样一天3次，一般涂抹3天后见效。但这个宝宝3天之后又复发，又连续4天用药，每次用药前又加了苏打水擦拭，最后终于痊愈。还有的宝宝是因为治疗腹泻时服用抗生素，从而引发鹅口疮。

除了使用抗生素致病外，有的宝宝一出生就患有鹅口疮，这通常发生在顺产出生的宝宝身上。因为有的产妇阴道有真菌感染，宝宝出生时接触了母体的分泌物而感染。而有的宝宝是剖宫产，却也在刚出生后不久就患上鹅口疮，这同样是因为宝宝妈妈有真菌感染，手没洗干净就接触宝宝的奶瓶或接触乳头以后给宝宝喂奶而把宝宝感染了。

♥ 李大姐经验谈

鹅口疮很容易治疗，方法大同小异，使用抗霉素药物24小时后即可见效。

医生通常会给患儿开具制霉菌素片，将药片分成3份，磨成粉，每次取1份用香油搅拌均匀，在吃奶后给孩子涂在创伤面上，一天3次，一般这样涂抹3天就会见效，但须注意的是，一定要坚持涂抹7天，这样才能完全康复。

为什么要坚持7天呢？因为涂抹制霉菌素片，往往一开始很有效，但停用后很容易复发，所以一定要坚持。

在使用制菌霉素片不见效的情况下，可选择用苏打片冲水的方法：取半片苏打片溶于75毫升水中，先用苏打水擦拭患处，再用制霉菌素片的细末拌以香油或鱼肝油，涂于患处。

有的宝宝是因为饮食不当而患上鹅口疮。我曾经带过一个叫圆圆的宝宝，1岁左右的时候，圆圆的爸爸妈妈带着她参加宴请，给她吃了"佛跳墙"，结果第二天圆圆的口腔和舌面就布满了白屑，而且面赤唇红，到医院检查后确诊为鹅口疮。询问了圆圆的饮食后，医生确定就是前一天给她吃的"佛跳墙"造成的，"佛跳墙"里面的海参、鲍鱼对1岁的孩子来说太"补"了，从而引起孩子不适。

鹅口疮的预防

比起治疗，预防更为重要。新生儿鹅口疮是可以预防的，平时只要注意口腔护理，每次喂奶后再喂几口温开水，可冲去留在口腔内的奶汁，这样霉菌就不会生长了。此外，每次喂奶前宝宝妈妈先将乳头洗净，双手也要洗干净。新生儿所用食具，应煮沸消毒后才可使用。

1. 产妇患有阴道霉菌的要积极治疗，切断感染途径。

2. 奶瓶要保持干燥，婴幼儿进食的餐具清洗干净后再消毒10~15分钟。

3. 哺乳期妈妈的乳头如果溢乳，不要用厚毛巾捂着，要尽量保持乳头干燥；不要用手揉完乳头后就给宝宝吃，在喂奶前应用温水清洗乳晕，而且应该经常洗澡、换内衣、剪指甲；每次抱宝宝前要先洗手。

4. 不要在奶瓶中放置喝剩下的奶水，夏季最好不要在奶瓶中放置喝剩下的白开水。

5. 婴幼儿的被褥和玩具等要定期清洗、晾晒；宝宝的洗漱用具和家长的分开，并定期消毒。

6. 宝宝应经常性地进行一些户外活动，以增加机体的抵抗力。

7. 在幼儿园过集体生活的宝宝，用具一定要分开，不可混用。

8. 应在医生的指导下使用抗生素。

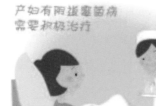
产妇有阴道霉菌病
需要积极治疗

宝宝的餐具常消毒
奶瓶干燥

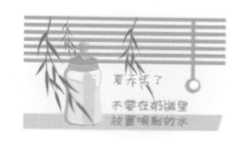
勤换衣服和剪指甲哦
哺乳前用温水清洗乳房

夏天来了
不要在奶瓶里放置喝剩的水

定期拆洗晾晒宝宝的衣物~

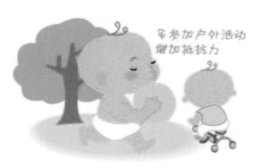
多参加户外活动增加抵抗力

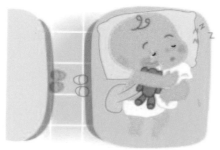
过集体生活，要分开用具哦

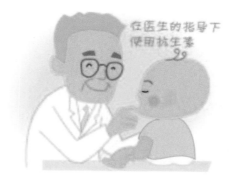
在医生的指导下使用抗生素

　　鹅口疮又名雪口病、白念菌病，由白色念珠菌感染所致，在口腔黏膜表面形成白色斑膜，是婴幼儿常见的一种疾病，多发于营养不良或身体衰弱的婴幼儿。治疗上多用弱碱性溶液，如2%～5%碳酸氢钠（小苏打）清洗，涂擦冰硼油（中药冰硼散做成糊状蜜剂）、制霉菌素混悬剂等，同时可以适量增加维生素B_2和维生素C的摄入来加强营养。此外，婴儿室应注意隔离和消毒，以预防其传播。

"马牙子"和"螳螂嘴"：请不要慌张

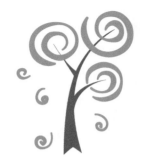

什么是"马牙子"

在新生儿的牙床上，有时会看到一些淡黄色凸起的米粒大小的颗粒，俗称"马牙子"。"马牙子"的产生是由于粘液腺管阻塞、上皮细胞堆积而形成的，属于正常生理现象，一般几个星期以后就会自行消失。同样，"马牙子"的存在也不会妨碍宝宝吃奶，更不会影响日后乳牙的萌出。

我在2007年8月份护理了一个叫缇娜的女宝宝，出生时评分为10分，是位十分健康的宝宝。

当时在家给孩子喂奶粉时，缇娜奶奶发现宝宝口腔上颚有一些白色小珠，而且牙龈上也有，看起来像小马驹口中的小牙齿。发现这种情况后，缇娜的奶奶就想用布沾着香油来擦，被我劝阻了，建议到医院看看。我们到了医院，大夫说，这些白色小珠医学上称为上皮珠，上皮珠是细胞脱落不完全所致，对宝宝没有任何影响，几天后就会自行消失，不必处理。缇娜家人听后就放心了，过了一段时间再看，口腔里的那些白珠果然消失了。

何谓"螳螂嘴"

每个新生儿在口腔的两侧颊部都各有一个较厚的脂肪垫隆起，因个体差异，有的新生儿更为明显，民间俗称"螳螂嘴"。旧习俗认为"螳螂嘴"妨碍新生儿吃奶，要把它割掉，实际上这种做法是非常不科学的。

新生儿面颊部的脂肪垫是每一个正常的新生儿都有的，它不仅不会妨碍吸奶，反而有助于吸吮，属于新生儿的正常生理现象。

2014年春天我护理了一个叫妞妞的宝宝。一天早上给孩子喂奶时，宝宝一张嘴，我发现他的口腔内两侧堆积着一小堆脂肪垫。去了医院，大夫说这种现象称为"螳螂嘴"，和马牙一样，也不需要处理，会自行消失。

专家点评

刚出生的新生儿或出生后1～2个月的婴儿，有的口内牙床上长出像小米或大米样大小的白色球状颗粒，数目不一，看上去很像小牙。这不是牙齿，而是牙齿在发育过程中，口腔黏膜上皮细胞增生增厚形成的牙板，是乳牙发育的开始，不会影响婴儿吃奶，也不会影响牙齿的正常发育，是无害的，且经过进食和吃奶的摩擦，会自然脱落。如果长期不脱落，应请医生诊治。

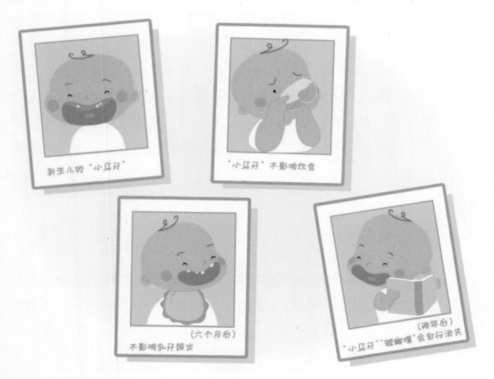

新生儿的"小马牙"

"小马牙"不影响饮食

（六个月后）
不影响乳牙萌出

（两牙后）
"小马牙""螳螂嘴"会自行消失

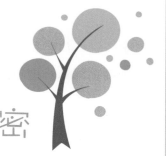

舌系带：舌头下的小秘密

舌系带，俗称舌筋，即孩子张开口翘起舌头时在舌和口底之间的薄条状组织。

有关舌系带的小状况

1. 舌系带过短

2007年我照顾过一个叫帅帅的宝宝，我发现帅帅睡觉时舌头不舔着上腭。医生来查病房时，我就跟医生说了我的发现。医生看了一下，说是宝宝舌系带太短，舌头伸不出来，舔不到口腔上部，并告诉帅帅爸妈，等宝宝3到8个月的时候看能否自己长好，如果长不好，就要做个小手术，把舌系带剪一下，舌头就能伸出来了，否则可能影响宝宝的发音，容易"大舌头"。我跟帅帅家签了3个月的服务合同，快要到期的时候，帅帅妈妈不放心，就和我一起带着宝宝到医院处理孩子的舌系带，结果医院说孩子太小，容易哭，怕口水呛着孩子，建议去口腔医院，我们就又去了口腔医院做了手术，结果在剪切的过程中，口水、血水果然呛到了孩子，舌系带的问题解决了，但引发了肺炎。

2. 无舌系带

子牛出生在2009年8月，大概在10~12天的时候，孩子在哭的过程中我无意间发现孩子舌下没有舌系带，我将这个情况告诉了子牛妈妈。她非常着急，上网找资料看是怎么回事，网上有关于舌系带长或短的情况介绍，却没有无舌系带情况的信息，这可把子牛妈妈急坏了，联系了一名资深的口腔科专家。这位专家告诉了她一个方法检查孩子的舌系带是否存在问题：把一滴蜂蜜滴在孩子的嘴唇上，如果孩子能把蜂蜜吃到嘴里，说明孩子的舌系带没有问题。子牛妈妈按照这位专家的说法做了实验，果然孩子把蜂蜜吃到嘴里去了，子牛妈妈悬着的心也放下来了。在以后的护理中，从这位专家那里，我又学到了不少有关舌系带的知识。大概3个多月的时候，我发现孩子的舌系带长出来了，和其他的孩子没有什么差别。

专家点评

正常情况下，新生儿的舌系带是延伸到舌尖或接近舌尖的，在舌的发育过程中，系带逐渐向舌根部退缩。正常儿童2岁以后舌尖才逐渐远离系带。因此，婴幼儿舌系带较短不代表不正常，最好观察到2岁以后。舌系带过短，一般仅影响孩子某些发音不准确。

若过早手术（宝宝2～6个月大时），易导致手术伤口的瘢痕形成，还易造成误伤或合并感染。现在认为手术最佳年龄以4周岁半到5周岁手术效果较好，对孩子以后的发音不会有影响。

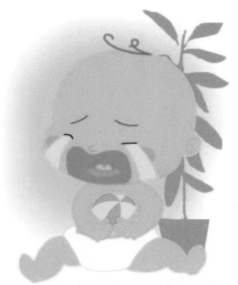

正常儿童2岁后，舌尖才逐渐离开系带～

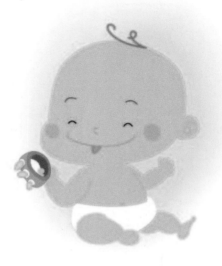

千万不要过早动手术哦！

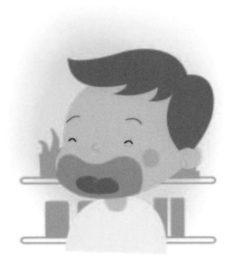

最佳手术年龄是4～5岁

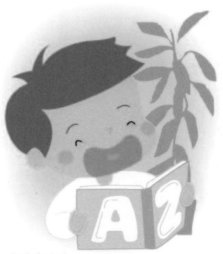

手术治疗后，
对宝宝发音认字不会有影响

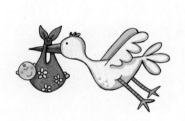

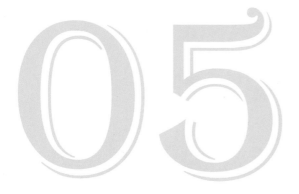

05

这些病，反复困扰你的宝贝

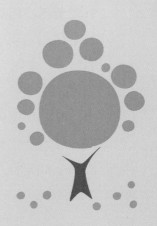

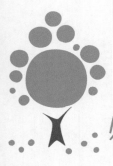

感冒：全方位预防、判断、护理

什么是感冒

感冒，总体上分为普通感冒和流行感冒两类。

普通感冒，中医称为"伤风"，是由多种病毒引起的一种呼吸道常见病，其中30%～50%是由某种血清型的病毒引起。普通感冒虽多发于初冬，但任何季节均可发生，不同季节感冒的致病病毒并非完全一样。

流行性感冒，是由流感病毒引起的急性呼吸道传染病。病毒存在于病人的呼吸道中，在病人咳嗽、打喷嚏时经飞沫传染给别人。流感的传染性很强，由于这种病毒容易变异，即使是患过流感的人，当下次再遇上流感流行仍然会感染，所以容易引起暴发性流行。一般在冬春季流行的几率较高，每次有 20%～40%的人会传染上流感。

预防感冒

1. 避免忽冷忽热

科学使用空调、暖气、电风扇，不要把室内温度调得太高或太低，一般情况下，室内与室外温差不要超过7℃。

冬天，由室外进入室内应立即给宝宝脱掉棉衣、帽子、手套、围巾等，出门时要在室内全部穿戴好上述衣物后再到室外。夏天，由烈日炎炎的室外进入开空调的室内，一定要先把宝宝身上的汗擦干，再给宝宝穿上长袖衫和裤子，不要给宝宝吃冷饮、冷食。

夏季如果室内温度比室外低时，要给宝宝在家穿衣，出门脱衣。

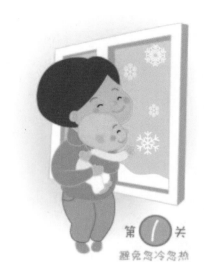

宝宝出汗时不要贪凉待在风口处，更不要使用电风扇或空调降温，以免造成宝宝体内温度调节失衡，引起感冒。

宝宝睡着时，不要让风吹着他，受风侵害是造成感冒的重要原因。最好不要让宝宝穿着比较厚的衣物睡觉，否则宝宝易出汗，更易因热踢被子，受凉引发感冒。

外出时，宝宝穿得较多，出汗了，不要忙着脱衣，而要把汗擦干，解开衣扣，待汗消后再脱去外衣；若天气突然转冷，宝宝受到风寒侵袭，回到家中，一定要让宝宝喝上一碗红糖水，可有效预防感冒。

2010年我护理过一位叫牛牛的宝宝，刚出生10天的时候，牛牛爷爷抱着孩子在窗口乘凉，当时牛牛刚吃完奶，浑身出汗，结果因为被风吹到，晚上开始出现呼吸急促、口吐白沫的现象，并伴有发热，后经大夫检查，牛牛得了肺炎，要住院治疗，一直住了8天院才痊愈。

这样的案例不少，应引起家长的重视。

2. 保持空气清新

每天早晨、午睡后和晚上睡前要通风换气。

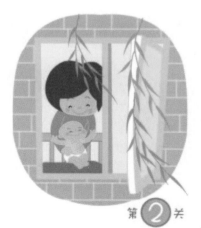

使用空调时，要不时换气，保持室内空气新鲜，每天换气不要少于3次，每次不少于10分钟。

另外，早晨要在太阳出来后再开窗换气，太阳未出来时，室外的二氧化碳浓度较高，此时换气对人体健康不利。

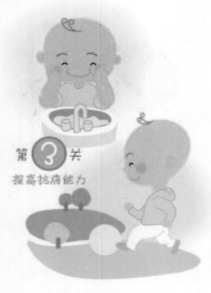

3. 提高抗病能力

"春捂秋冻"、"要想宝宝安,三分饥与寒",来自民间的这些谚语是有一定道理的。秋冬季来临的时候,少加衣,晚加衣。天气冷时,可选择阳光充足、风力较小的时候,坚持让宝宝在大自然中活动,可提高宝宝自身的抵抗力。

培养宝宝早晨起来用凉水洗脸的习惯,一年四季都用凉水洗脸,可增强宝宝抗感冒的能力。

每次给宝宝洗澡后都对其进行抚触,对增强孩子抵抗力的效果非常好。

4. 防止交叉感染

宝宝生病时尽量咨询大夫或专业护理人员,病情加重时,一定要带宝宝去医院看医生。

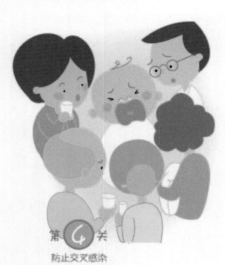

不要让感冒的人接触宝宝,以免把病毒传染给宝宝。

我曾经照顾过一个宝宝,孩子和爸爸、妈妈同时感冒,因为照顾孩子的人手不够,并且爸爸、妈妈觉得反正都感冒了,就无所谓传染不传染了,在照顾孩子的时候没有做好隔离措施,结果三个人交叉感染,引起孩子重度感冒,并最终转为肺炎。

家人的一念之差让孩子受了很多罪。

流鼻涕、打喷嚏不一定是感冒

感冒的典型症状是流鼻涕、打喷嚏，但流鼻涕、打喷嚏是不是就是感冒呢？那可不一定。冷热不均、尘埃过敏、鼻黏膜敏感等，都可能引起流鼻涕、打喷嚏，但这都不是感冒。

宝宝偶尔流鼻涕、打喷嚏，或偶尔咳嗽几声，父母一定不要惊慌，也不要立即给宝宝吃药，更无需急忙带宝宝去医院，至少要观察一天。如果宝宝吃得好、喝得好、睡得好，不发热，只是流点清鼻涕，打几个喷嚏，或咳嗽一两声，就没什么关系。家长要细心观察、监测孩子体温变化，发现异常时再到医院就医。

♥ 李大姐经验谈

护理风寒感冒宝宝时要注意多给宝宝喝热水，让宝宝出点汗，汗出来了，千万不要急着减衣服。如不发热，可多穿点衣服，让宝宝多休息一会儿，症状就会缓解。

喝金银花水可治疗感冒、咳嗽和咽炎，若宝宝不愿意喝，可加点冰糖。

除了多喝水、多休息，在饮食上要清淡，吃易消化、富含营养的食物是必要的，但切莫让宝宝多吃、硬吃。

如果宝宝患风寒感冒，用葱根、香菜根、陈皮、萝卜煮水给孩子喝，效果很好。

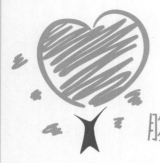

腹泻: 妈妈, 我为什么拉肚子了

什么是腹泻

腹泻一般由病毒、细菌、霉菌等微生物感染所致，是宝宝常见病之一，以春秋季节发病率最高。由于宝宝消化系统未发育成熟，防御感染能力差。腹泻时如不能及时补水，可能导致严重后果。习惯性腹泻也是儿童营养不良的主要原因之一。

引起婴幼儿腹泻的原因有多种，只有针对病因进行治疗，才能有效控制病情，不要在病因未明的时候，自行服用治疗腹泻的药物，尤其是抗生素和止泻药。

鉴别腹泻

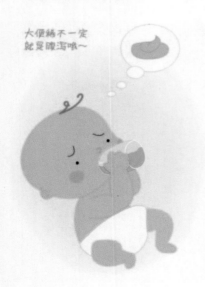

大便稀不一定就是腹泻哦～

大便稀不一定是腹泻。

有个别新生儿的大便比较稀，呈绿色，有时有些水分，但这并不一定是腹泻。

在给宝宝添加辅食的过程中，宝宝的大便可能会变得发稀，发绿，有奶瓣，次数偏多，也都不是腹泻，减少或停止添加辅食会很快好转。

婷婷2009年2月出生，因为出生时体

重较轻，吃奶的力量也非常弱，吃一会儿就睡着了，所以摄入的奶量不够。月子期间，婷婷每天大便能达到5~6次，颜色发绿，大都是因为没有吃饱，胆汁分泌过多造成的；另一个原因还可能是喝了配方奶粉，里面含铁量较高引起的。

泉泉是2008年8月出生，我一直照顾到他6个月。之前泉泉一直吃母乳，4个多月的时候，泉泉妈妈要为上班做准备了，开始给他添加辅食，结果孩子第二天就开始腹泻了。显然，泉泉的肠胃还不适合添加辅食，4个月开始吃辅食对他来说太早了。于是我建议泉泉妈妈停掉辅食，继续母乳喂养，孩子的腹泻果然就好转了。半个多月之后，泉泉5个月了，我再尝试着给他添加辅食，这次就没有发生腹泻。这说明，在添加辅食时会有一个母乳转换期。

常见腹泻病及治疗

1. 细菌性感染腹泻

痢疾就是细菌感染性腹泻，在婴幼儿中比较常见。

此种腹泻，大便多见粘液样、脓性、带血绿色稀水样，大便常规检查多有异常，如可见白细胞、红细胞、脓细胞等，宝宝有发热、精神差、呕吐等症状。这种情况要在使用有效抗生素的前提下使用止泻药，不消灭肠道内引起腹泻的致病菌，单单服用止泻药是没有效果的。

2011年7月出生的靖渝是我带过的宝宝中腹泻持续时间最长的，前后长达一个月，每天带大便到医院检查，每天的检查结果都不一样。第三天出现痢疾症状，因为长时间的腹泻让宝宝的消化菌群失调，抵抗力变弱，到医院检查出现巨噬细胞，这时医生决定开具抗生素来治疗。要提醒家长的是，宝宝一旦发生细菌性腹泻应立即就医。

2. 脂肪性腹泻

如果宝宝的大便泡沫多，并伴有灰白色颗粒状物体，这说明宝宝是因为脂肪消化不良引起的腹泻。肥肉和动物油都含有硬脂肪酸，不容易吸收，因此宝宝发生脂肪性腹泻时，要减少油脂食物的摄入。

很多妈妈为了下奶，常会喝猪蹄汤、鸡汤等荤腥较大的汤水，当摄入过多时，宝宝吃过母乳后就会腹泻，而且不会自愈，这就要求妈妈调整饮食结构，这种情况下我一般会做山药江米稀饭和煮苹果给妈妈吃，对缓解母乳宝宝腹泻效果不错。

3. 饥饿性腹泻

对于这种腹泻，服用止泻药是没有效果的，必须增加宝宝饮食的摄入量，如果母乳不足，可添加配方奶和辅食。

新生儿时期，有的妈妈为了让宝宝多喝母乳，坚持不给宝宝添加配方奶，结果宝宝出现稀便、绿便，体重也不增加。这种情况就要从改变妈妈的观念做起，告诉妈妈要慢慢来，在奶水不足的情况下，适量给宝宝添加奶粉，等母乳分泌多了，宝宝可以吃饱了，再停止喂奶粉，这样才不至于引起宝宝腹泻。

4. 消化不良性腹泻

宝宝的吃奶量和消化量不成正比会引起腹泻。有的家长为了让宝宝多吃奶，本来兑120毫升水的奶粉仅兑90毫升，过多的奶粉导致宝宝消化不了，从而引起腹泻。

对于这种腹泻，不应单服止泻药，应以助消化为主，调整饮食结构。在调配奶粉时家长要注意正确的配比，若宝宝依然由于消化不良而产生腹泻，可给宝宝口服妈咪爱或健胃消食液，效果较好。

5. 肠道菌群失调性腹泻

这种腹泻大便稀水样、次数多，单服用止泻药也是无效的，应服益生菌制剂，使肠道恢复正常菌群结构。

我护理了一个叫政政的宝宝，在退黄疸的时候因为服用了退黄疸的药物，刺激了政政的肠胃并引起腹泻。这种情况是无法通过宝宝自身的调节来止泻的，应给宝宝服用益生菌制剂。

6. 乳糖不耐受性腹泻

乳糖不耐受的原因是宝宝身体内缺乏乳糖酶，肠道中的乳糖得不到分解，就会发酵产生气体，从而导致腹泻。这种腹泻，给孩子服用低乳糖或无乳糖奶制品，即可治愈。

我曾经照顾过的一个宝宝吃了奶后就腹泻，每天大便7~8次，引起了红臀，孩子非常痛苦。到医院检查后，医生诊断是乳糖不耐受，于是停掉了母乳，改服无乳糖奶粉，孩子的腹泻好转，红臀也随之好了。

腹泻的预防

知道了腹泻的原因，对症下药进行预防自然事半功倍。

首先，少吃生冷的食物。

其次，不吃不卫生、过期或发霉的食品。

最后，秋季是腹泻的高发季节，尽量少去公共场所，避免感染。

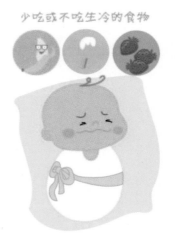

少吃或不吃生冷的食物

 护理建议

1. 调节饮食

腹泻症状较轻者不用禁食，可饮用淡盐水、米汤等，母乳妈妈少食牛奶、巧克力等不易消化的食物；哺乳期患儿应尽量减少哺乳的次数，缩短喂奶的时间，对轻度脱水患儿可口服补液盐调治，脱水严重者应住院治疗。

2. 中药治疗效果很好

（1）淮山药研磨成粉，每日3~9克，以开水调成奶糕状服用，每日3~4次，适用于脾虚腹泻者。

（2）红灵丹，每次0.3克，每天3次，吞服；扁豆花，30克水煮服，每日3次，适用于湿热型腹泻。

专家点评

　　婴幼儿腹泻，又名婴幼儿消化不良，是婴幼儿期的一种急性胃肠道功能紊乱、以腹泻和呕吐为主的综合征，以夏秋季节发病率最高。婴幼儿胃肠道发育不够成熟，酶的活性较低，胃肠道负担比较重，并且婴幼儿时期神经、内分泌、循环系统及肝、肾功能发育均未成熟，调节机能较差，免疫功能也不完善，因而婴幼儿易患大肠杆菌肠炎，导致腹泻。对于婴幼儿腹泻，李大姐详细讲述了日常护理及相应的治疗手段，希望对家长们有所帮助。

便秘：宝宝大便的另一种烦恼

什么是便秘

便秘就是大便变硬，大便次数极少，或排出困难，或慢性大便滞留。单纯性便秘多因结肠吸收水分，电解质增多引起。

对婴幼儿来说，便秘很常见，属于消化系统的常见症状。然而一旦发生便秘，会比成人更难解决，成人不会因此拒绝排便，而是积极想办法解决，宝宝则不然，排便越难，宝宝越拒绝，从而形成恶性循环。因此，预防宝宝便秘以及进行治疗非常重要。

便秘的症状

婴幼儿一般每天1~2次大便，便质较软，若两到三天不解大便，而其他情况良好，有可能是一般的便秘。但如果出现腹胀、腹痛、呕吐等情况，就应及时送医院检查。也有的小儿两到三天解一次大便，但大便质软量多，也属正常。宝宝发生便秘以后，干硬的粪便刺激肛门产生疼痛和不适感，使其惧怕解大便，而且不敢用力排便，这样就使肠道里的粪便更加干燥，加重便秘症状。

宝宝便秘的原因

1. 肠道蠕动速度慢

食物中纤维素过少，或进食太少，对肠壁的刺激小，使肠道蠕动速度减慢，粪便在肠道内停留时间延长，导致大便干燥，引起便秘。婴幼儿饮食比较精细，不能摄入足够的纤维素，加上饭量小，更容易发生便秘。

我带过的一个宝宝曾有11天才大便的经历。宝宝出生后3天内排的胎便，之后一直吃奶粉，但十几天都一直没有大便。因为这个宝宝出生比合同日期早了两周，我进家的时候宝宝已经出生14天了，我一去，妈妈就说宝宝这些日子一直没拉大便，光放屁，肚子胀，而且一直哭闹，我说不能等了，赶紧上医院吧。于是我就和宝宝妈妈带宝宝去了医院，大夫给宝宝做了钡餐，结果显示宝宝的肠子里有大量的粪便，是肌无力导致粪便排不出来。

当时的解决办法是用了开塞露先让孩子排出大便，之后再做腹部按摩，口服了益生菌和四磨汤（木香、枳壳、乌药、槟榔），每两天用一次开塞露，调整了两个月，这个宝宝终于进入正常排便状态。

2. 饮食不足

婴儿进食太少时，消化后液体吸收余渣少，致大便减少、变稠。奶中糖量不足时肠蠕动弱，可使大便干燥。饮食不足时间较久引起营养不良，腹肌和肠肌张力减低甚至萎缩，收缩力减弱，形成恶性循环，会加重便秘。

去年冬天我看护了一个宝宝，一开始的时候是三天大便一次，但是他排下来的大便很正常，是稀的、软的，这种大便频率在正常范围之内，但后来就开始七八天一次大便。这个宝宝是纯母乳喂养，孩子妈妈吃东西太精细了，光吃菜，不吃肉，导致奶水营养成分不完全，而孩子吸收能力强，吃的奶的营养成分都不够吸收的，自然要好多天才解一次大便。

3. 肠道功能失调

生活不规律，缺乏按时大便的训练，未形成排便的条件反射而导致的便秘很常见。

4. 精神原因

小儿受突然的精神刺激，或环境和生活习惯的突然改变也可引起短时间的便秘。

宝宝便秘的预防和护理

便秘是婴幼儿常见的顽症，如果父母亲能懂得一些医学常识，合理、科学喂养，并使宝宝养成良好的卫生习惯，相信孩子的便秘是可以治愈的。

1. 宝宝便秘的预防

（1）要让孩子每天按时坐便盆排便，以养成良好的排便习惯。

（2）要养成良好的饮食习惯。饮食要多样化，少吃生冷食物，食量不能过少，食物不能过于精细，应富含维生素。

我带过一个叫妞妞的宝宝，吃辅食之后，有一段时间便秘比较厉害，大便呈颗粒状，我通过给宝宝调理饮食以缓解和治疗。

每天给孩子吃多种蔬菜，如油菜、南瓜、土豆、胡萝卜、西兰花、小白菜等，每次取以上蔬菜在锅里蒸9~10分钟即可食用，效果非常好；除了蔬菜，每天还要吃一至两种水果；白开水也是不可缺少的，因为大便的通畅和水分的充足是分不开的。

（3）要养成良好的生活习惯。精神上避免持续高度的紧张状态，尤其对学龄儿童来说，学习紧张、睡眠不足均可引起便秘。

（4）吃牛奶的婴儿，可加些米汤，同时可饮橘汁、蔬菜水等以防大便过干、过硬造成便秘。

（5）避免长期使用引起便秘的药物如葡萄糖酸钙、碳酸钙及氢氧

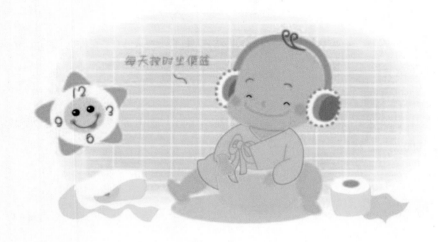
每天按时坐便盆

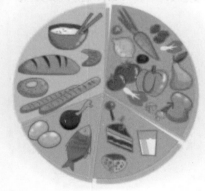
饮食多样化，食量不能过少哦！

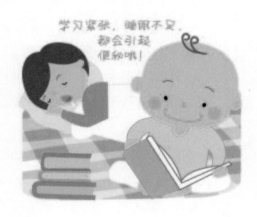
学习紧张，睡眠不足，都会引起便秘哦！

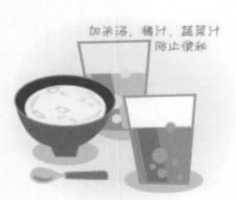
加米汤、橘汁、蔬菜汁防止便秘

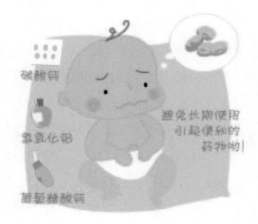
碳酸钙

氢氧化铝

葡萄糖酸钙

避免长期使用引起便秘的药物哟！

化铝等。

2. 宝宝便秘的护理

（1）除补水外，可以多吃些含膳食纤维的食物，如胡萝卜、梨、香蕉、南瓜、土豆、绿叶蔬菜等。

（2）大便干结时，在肛门处用香油轻轻按摩，可刺激排便。

（3）用棉棒沾取香油，在肛门里轻轻转动几下，也可刺激排便。

李大姐经验谈

高纤维饮食、定时坐便盆、训练排便习惯是便秘的最根本的解决办法。

一旦宝宝发生便秘就要及时处理。可进行腹部按摩，让宝宝跑一跑，陪着宝宝蹲便盆，让宝宝精神放松。

如果没有效果，就要使用开塞露或肥皂条，先让宝宝把大便排出来，再解决以后的问题。切不可一直拖着，万一宝宝大便干硬导致肛门撑裂出血，会大大增加宝宝对排便的恐惧感。

如果宝宝已经发生肛周脓肿、肛裂、痔疮等疾病，要立即治疗。

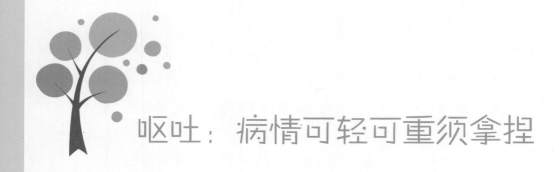

呕吐：病情可轻可重须拿捏

呕吐都是病吗

呕吐是孩子患病时最常见的症状之一，也是某些严重疾病的最初表现症状，同时，也是最容易被忽视的病症之一。特别是婴儿，健康的婴儿也会溢乳、吐奶甚至大口呕吐，这多因吃得过饱或因贲门括约肌发育不完善、张力差造成的。

有关新生儿呕吐

1. 新生儿功能性呕吐

功能性呕吐是新生儿正常发育的一个过程，在不进行治疗的情况下可以康复。这种呕吐大多发生在剖宫产的孩子或早产儿身上。功能性呕吐包括三种。

新生儿溢乳

渝渝出生在2011年7月，是个健康可爱的小姑娘。她是通过剖宫产来到这个世界上，因为没有通过产道的挤压，引起了出生后的溢乳。

每次渝渝吃完奶后，会有少量奶液从嘴角流出；有时宝宝睡了约半个小时，会有大口奶液溢出；溢奶时有奶块，像豆腐脑似的，但不带胆汁样物；吐奶前后，婴儿没有任何不适的感觉，吐后可立即吃奶，精神好，一天会吐几次。渝渝妈妈非常害怕，着急地问我：渝渝是生病了吗？我告诉她这是宝宝的生理性溢乳，不影响宝宝的生长发育，新生儿溢乳一般会在3个月后好转，不需要担心。

在以后的护理中我特别嘱咐渝渝妈妈喂奶时姿势要正确；喂奶后，及时竖起来拍拍嗝；吃奶后不要立即给孩子换尿布，也不要立即进行翻身练习。通过以上几点注意事项，渝渝的溢乳情况有所好转。

♥ 李大姐经验谈

新生儿正常溢乳的表现，一种是奶液从嘴角流出来、从嘴中吐出来；另一种是从鼻腔和口腔同时往外喷，吐出来之后宝宝没有难受的表现。

宝宝吐完奶后，通常情况下需要再喂奶。宝宝溢乳并不是奶吃撑了吐出来，而是由于新生宝宝的胃是水平的，不经意地一使劲就会吐出奶，所以吐奶之后要及时补充，保证孩子的身体需要。

新生儿溢乳，吐出来的有奶液和奶瓣，吃母乳的孩子消化母乳快，吐的通常是奶瓣；吃奶粉的孩子吐出来的多半是奶液。吃奶之后多长时间内易发生溢乳呢？有可能是半个小时，也有可能是两个小时，还有的宝宝将近三个小时还会呕吐。

新生儿溢乳几乎每天都会发生，无须紧张，这是个良性的生理性发育过程，通常三个月左右就会好转。

咽下羊水引发的呕吐

2007年7月出生的齐齐出生后不久就开始呕吐，第一次喂奶后，吐得更严重了，吐出的物质中有泡沫样的粘液和咖啡色血性物。齐齐妈妈非常害怕，我告诉她这是咽下羊水引发的呕吐，宝宝的羊水吐完就会停止。咽下羊水引发的呕吐，除了呕吐外没有其他异常，并不影响宝宝发育。一个月过去，孩子体重增加了1250克，其他各项生长指标也在标准值之上。

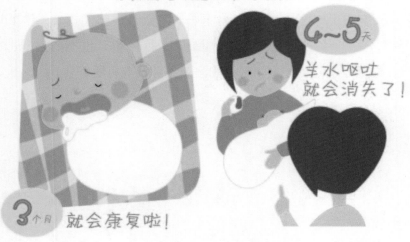

💗 **李大姐经验谈**

> 　　与溢乳不同的是，咽下羊水引发的呕吐，呕吐物中有咖啡色的血性物和泡沫样的黏液，而溢乳吐出来的主要是白色的奶液。
>
> 　　咽下羊水后的呕吐在宝宝出生4~5天后就会消失。有的宝宝出生20多天发生呕吐时，吐出的物质也有粘液状物质，但家长一定要知道这时宝宝吐的不是羊水，而是胃里的粘液和消化液，应该及时带宝宝去医院检查。

喂养不当导致的呕吐

　　2013年我护理过一个产妇，总是认为孩子吃不饱，在医院就要求我每次给孩子喂90毫升奶。刚出生宝宝的胃哪有那么大？所以孩子吃进去就又吐出来。这个妈妈回家之后更是变本加厉，逼着我给孩子喂了再喂，每过两个小时，有时甚至一个多小时就催着给孩子吃奶，结果孩子吃多少吐多少，形成了恶性循环，这是典型的喂养不当引发的呕吐。

这种情况在日常护理中屡见不鲜，如有的母乳喂养的妈妈，孩子一哭就喂，以为孩子饿了，导致喂养的次数过于频繁，乳量过多，引起孩子消化功能紊乱。有些吃奶粉的宝宝，家里的老人总担心孩子吃不饱，不按照要求调配奶粉，导致奶粉过浓，引发宝宝呕吐。除此之外，使用过大的奶嘴喂奶，喂量过足也容易引起宝宝呕吐。

有的妈妈会频繁地更换奶粉品牌，这个月喝这个牌子的奶粉，一个月之后又换另一个品牌的奶粉，这种迅速的转换，孩子没有适应，易引发呕吐。有的妈妈会说，刚出生时在医院里吃奶粉，当时也换了好几种，为什么没呕吐呢？那是因为在医院吃的奶量少，一次20毫升或30毫升，一天3~4次，这么少的量当时没有体现出来，孩子长大后，奶粉吃得多了，一换品种就适应不了。

还有的情况是，宝宝吃完奶之后没有拍嗝就放下，胃里空气没有排出来，容易引发吐奶；宝宝刚吃完奶接着换尿布，一提小脚丫，刚吃的奶就吐出来了；有的家长在宝宝吃完奶后接着把大便，宝宝一使劲就容易吐奶出来。

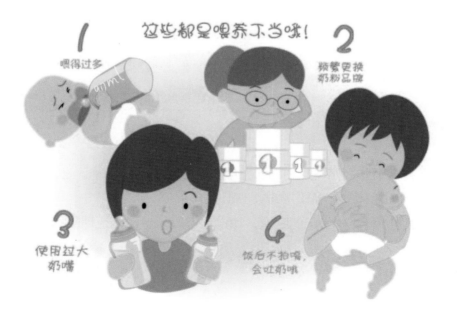

母乳喂养的妈妈要学会了解宝宝哭的原因，宝宝啼哭，除了饿了，也可能是拉了、尿了或渴了；避免喂得过多、过频；如果妈妈奶水过急、过冲，喂奶时要自己用手控制出奶量，如果感觉不太容易掌握，可以将母乳用吸奶器吸出来，放在奶瓶里喂宝宝。

奶粉喂养的宝宝，调配奶粉时，一定严格按照奶粉品牌要求的比例来调配。喂奶时间要限定好，2~3小时喂一次，让宝宝肠胃得到充分休息，保护肠道的消化功能。

喂养不当导致呕吐的宝宝，大便酸臭、有奶瓣，呕吐前会出现不适甚至痛苦的表情，呕吐后会有轻轻的"哼哼"声，好像在呻吟，肚子硬梆梆的。这种情况下可以给宝宝服用一些帮助消化的药物。

宝宝吃完奶之后，要竖起来拍嗝，让他把胃里的空气排出来；吃奶之后换尿布或尿不湿时注意力度，轻抬、轻放，不要把宝宝的脚部抬得过高，这些做法的改进都有利于解决宝宝的呕吐问题。

2. 新生儿病理性呕吐

病理性呕吐的原因

（1）贲门松弛、贲门痉挛、幽门痉挛等。

（2）外科疾病引起的呕吐，如消化道畸形、消化道梗阻以及其他肠胃道疾病。

（3）内科疾病引起的呕吐。

病理性呕吐的判断

病理性呕吐发生后，宝宝会不停地哭闹、脸色不好并伴有痛苦的表情。

凉凉是让我印象深刻的一个宝宝，患有先天性无肛症。因无法正常地排泄通气，孩子一出生就发生了病理性呕吐。通过外科手术，医生给凉凉装了人造肛门，解决了孩子的排泄痛苦，病理性呕吐也同时被治愈。

部分病理性呕吐症状及对应病症

（1）婴儿从出生后2~3周开始出现呕吐，呈喷射状，每天数次，多于进食后半小时发生，呕吐量有时比进食量还要多，呕吐物中没有黄色胆汁，吐后食欲仍正常，但孩子出现消瘦，皮肤干燥而有皱褶，小便正常、大便越来越少，这应是先天性幽门壁肥厚引起的幽门狭窄所致。

（2）如果婴儿出生后1~2天没有胎便排出，或排出少量胎便，2~3天出现腹胀现象，并呕吐胆汁、黄水，经灌肠后有大量胎便排出，但几天后又反复，就可能是先天性巨结肠，此病极危险，须外科手术治疗。

（3）出生3~9个月的婴儿，突然发生呕吐，阵阵哭闹，排出果酱样或带血丝大便时，多由肠套叠引起，如果发现得早，不需外科手术，仅用空气灌肠就可以将肠套叠复位；若不能及时发现，延迟了治疗，就必须手术，而且有危及生命的可能，应该细心观察。

（4）婴儿发生急性感染时，如上呼吸道感染、肺炎、肠炎、脑膜炎等，也会出现呕吐现象，这时的患儿除呕吐外还会伴有咳嗽、发热、腹泻甚至抽搐等症状，应注意观察。

 就医建议

一旦发生病理性呕吐应马上就医。

关于大宝宝的呕吐

1. 呕吐的原因

大宝宝最常见的呕吐原因是吃撑了；磕着、碰着脑袋同样会引起呕吐；感冒发烧也是原因之一，因为感冒发烧之后孩子的消化机能减退，导致腹胀，从而引发呕吐；胃肠道感染，例如肠胃型流感，也会有呕吐现象，通常还伴随着感冒症状、腹泻、发烧和腹痛；其他严重的疾病也会出现呕吐现象，例如耳部感染、尿道感染、肺炎、脑膜炎、脑炎和阑尾炎等。

2. 呕吐的治疗

防止因水分和盐分流失引起的脱水是呕吐治疗的关键。

对孩子来说，肠胃感染之后的几个小时里，每小时呕吐几次是正常的，给孩子喂的任何液体都可能被吐出来，比较严重的阶段，索性让小肚子彻底清空、休息，过去这一阶段再喂。而有的孩子不是连续几个小时干呕，而是一点点地吐，如果呕吐时间超过一天，还伴有腹泻，或者宝宝看起来越来越没有力气，就要特别留心脱水的问题了。

缓解不适、预防脱水最有效的办法是补液。补充液体要剂量小、次数多，有时必须每分钟给宝宝喝一茶匙的液体，多于这个量就可能导致喷射性呕吐。如果是母乳喂养的话，让宝宝每次只吃一侧乳房，时间短一些，次数多一些。

呕吐得到缓解后，有可能一两天内会短暂复发。

如果家庭疗法不起作用，可以服用医生开的止吐药。

3. 吐血

如果宝宝的呕吐物中掺有血丝，不要害怕，这通常是呕吐本身导致的，因为随着液体喷射出来，食管内膜上的血管会发生微小的撕裂，通常并不严重。应该给宝宝喝点凉凉的水，补充身体里缺失的液体，避免脱水，慢慢就能恢复。

如果呕吐物中的血在不断增多，则必须立即就医。

专家点评

新生儿呕吐是指胃内容物和一部分小肠内容物在消化道内逆行而上，自口腔排出的反射性动作，是消化道机能障碍的一种表现。造成新生儿呕吐的原因有很多，包括胃肠型呕吐、非胃肠型呕吐、溢奶等。所以治疗上要首先分清楚是哪种原因导致的婴幼儿呕吐，针对不同的原因给予不同的处理，辨证求本。同时，根据李大姐的讲解注意喂养，加强护理，标本兼治。此外，对于婴幼儿的生理性呕吐，不需要特殊治疗，随着月龄的增长和胃肠功能的逐渐完善就会慢慢好转。

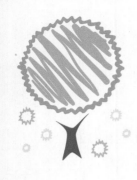

咳嗽：宝宝常见症状第二位

除了发烧，孩子最常见的疾病症状是咳嗽。

咳嗽会造成两个问题：首先，频繁咳嗽经常让宝宝和周围的人没办法好好休息；其次，咳嗽表示宝宝肺里可能有一些不太受欢迎的"客人"。

咳嗽的类别

1. 常规咳嗽

咳嗽大多数是感冒时宝宝用自身的抵抗力驱逐呼吸道黏液而产生的正常反应。

2014年1月，我开始照看一个叫妞妞的女宝宝。我接手的时候妞妞已出生6个多月，我一去就发现妞妞有点干咳，但是精神状况很好，吃喝都不耽误，玩得也挺开心，我决定先给妞妞调整一下饮食结构，给她做一些清淡的辅食，如小米粥、菜粥或烂面条，让她多喝白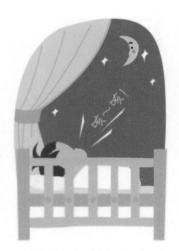开水，同时保证她有充足的睡眠，白天睡两觉。一周以后，妞妞的咳嗽现象就好转了，并没有去医院看大夫。

到2014年6月，妞妞1岁多时又开始咳嗽，还出现了发热、流鼻涕的症状，这次妞妞的精神有些萎靡，不像以前那样活泼好动，吃饭也不正常，并且出现了呕吐。我建议妞妞妈妈带她去看医生，医生给妞妞开了三天的中药，服用之后，妞妞的咳嗽就控制住了。

如果宝宝得了感冒，有点干咳，但吃得好、玩得好、睡得好，就不用担心，也基本不用治疗。

如果宝宝在白天没有什么问题，但夜里经常咳醒，这种影响睡眠的咳嗽就需要治疗。

如果咳嗽和发烧一起来，宝宝心跳加速、无精打采、呕吐，或咳出绿色的痰，这种咳嗽必须赶快看医生。

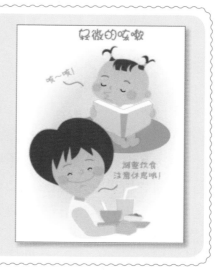

2. 持续的咳嗽

恢复正常一两周后，咳嗽复发是一件恼人的事。特别是孩子看起来已经好了，咳嗽也没有太过影响其生活，但就是时不时地咳嗽几声。

大部分持续的咳嗽是病毒未完全消失引起的，过敏也是造成慢性咳嗽的最主要原因之一，还伴随着其他过敏症状，如流鼻涕、流眼泪、气喘等。

尤其需要重视的是异物导致的慢性咳嗽。支气管不会容忍一粒"花生米"在里面，因此要通过咳嗽告知大人赶快把它赶出去，任何持续两周以上的咳嗽都要赶快看医生。

普通感冒引起的咳嗽在孩子生病前几天里传染性很小，尤其在宝宝状态良好的情况下。

2011年7月，我照顾的一个叫安齐的宝宝被家人传染上病毒性感冒，继而引起上呼吸道感染，后经过治疗好转，但咳嗽还在继续。我们带宝宝到医院去复查，大夫检查以后认为孩子的气管和肺都没有异常，大夫询问我们，孩子有没有接触什么容易引起过敏的东西，例如花粉或宠物。安齐妈妈想起前些天同事来看望送了一束鲜花，可能是花粉引起宝宝过敏，诱发了咳嗽。回家后，我们扔掉鲜花并彻底打扫室内卫生，安齐的咳嗽就停止了。

两种特殊的咳嗽

1. 哮吼

哮吼，又叫喉气管支气管炎，是一种病毒引起的炎症，咳嗽起来像闷闷的犬吠声，同时也导致孩子呼吸急促、嗓音嘶哑。

哮吼之所以令人担心，是因为感染的部位是声带，这是呼吸道最狭窄的部分，任何感染引起的肿胀都可能使原本很窄的通道变得更窄，进而阻碍呼吸。

2008年8月份，我照顾了一位叫全全的男宝宝。有一天全全睡觉时，突然从床上坐起来，开始咳嗽，声音像犬吠一样，我一开始认为可能是孩子嗓子干，给他喝水少了，就注意给孩子多喝水，但后来孩子又开始发烧，嗓子疼，声音嘶哑，呼吸浑浊，慢慢升级为哮吼性的咳嗽。

💗 **李大姐经验谈**

治疗哮吼时第一件要做的事就是让宝宝放松，细心照料宝宝，焦虑会加剧哮吼，如果让宝宝放松下来，他的呼吸道就会跟着放松。让宝宝竖直身子坐在大人的腿上，听舒缓的音乐，给他唱摇篮曲、读故事，这些方法都有助于宝宝放松。

加大房间内的湿度也有助于让宝宝肿胀的呼吸道畅通。关上浴室门，打开淋浴的热水龙头，让湿气充满整个浴室，在这样的环境里，和宝宝一起坐在椅子上，读个故事给宝宝听，同时可开一点窗，保持室内通风，凉爽的空气加上蒸汽，效果比只有蒸汽要好得多。

2. 百日咳

这是一种细菌感染引起的疾病，一开始就像普通的感冒和咳嗽，后来发展成严重的不可控制的持续咳嗽，一次要持续半分钟到两分钟。这种咳嗽的特点是发作时孩子几乎喘不上气来，面部胀红、发紫，如果发作时间长的话甚至会变得面色铁青，孩子能呼吸后开始吸入空气，听起来就像沙哑的、空洞的吼声。

朵朵是我2007年7月护理的宝宝，一个多月大的时候朵朵开始咳嗽，一开始的症状像感冒似的，家长没有太在意，只是在家口服小儿感冒颗粒，可是服用几天效果不好，过了一周还在咳嗽，而且不断加剧，持续时间较长，口水也比以前多了，并出现了呕吐。我们带朵朵去医院，医生判断是百日咳，开了抗生素和止咳糖浆，让我们按时给朵朵服用。连续治疗了七天，朵朵的严重的咳嗽有所好转。同时医生告诉我们，回家要加强对孩子的护理，注意给孩子拍背，多给孩子饮水，让孩子呼吸新鲜空气，以帮助其缓解咳嗽，但注意不要让孩子吹过堂风，如果孩子继续咳嗽，出现精神疲惫、呼吸困难或脸色发紫等症状，要马上到医院治疗。

♥ 李大姐经验谈

缓解咳嗽有如下几种方法：

轻拍宝宝的背部。在护理咳嗽的宝宝时，要多拍宝宝的背部，这种方法有助于把黏液从呼吸道里赶出来。手法是将宝宝竖起，轻拍宝宝背部两侧，每次至少拍10下，一天拍4次。

净化空气。房间特别是宝宝卧室里的空气，一定要保持干净、清新。空气中的过敏物和刺激物会引发宝宝慢性咳嗽，使其感染，从而加剧咳嗽。

家长一定不要在宝宝周围吸烟。

就医建议

宝宝出现以下情况去医院就医：

1. 咳嗽来得突然、持续时间久，宝宝的喉咙好像被什么东西卡住了。

2. 咳嗽让宝宝晚上无法入睡。

3. 伴随着严重的过敏。

4. 伴有发烧、发冷、全身不适的症状。

5. 咳出浓稠的黄绿色的痰。

6. 咳嗽持续恶化。

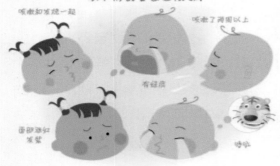

专家点评

从医学角度来看，咳嗽是一种正常的生理防御反射，是人体自行清除呼吸道黏液的唯一办法。咳嗽是秋冬季节呼吸系统最常见的症状，新生儿的肺部及支气管等器官都还未发育完善，容易受外界的刺激而产生病患。宝宝的咳嗽症状应引起父母足够的重视，但是不能盲目治疗。如果父母一见小儿咳嗽，便服用较强的止咳药，咳嗽会暂时停止，但痰液不能顺利排出，而大量蓄积在气管和支气管内，造成气管堵塞。另外，小孩子早上起床有几声轻轻的咳嗽，只是清理晚上积存在呼吸道的黏液，属于正常生理现象，父母不必担心。

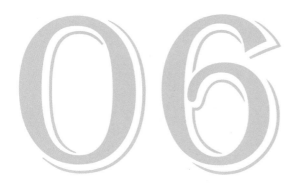

06

呼吸道、消化道、泌尿系统，全部都要照顾到

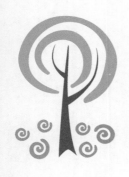

痰鸣：宝宝嗓子里的"呼噜呼噜"声，你担心了吗？

什么是痰鸣

常常有妈妈问，宝宝嗓子发出"呼噜呼噜"的声音是怎么回事。患湿疹、比较胖、有哮喘家族史的宝宝，到了秋冬时节，嗓子开始"呼噜呼噜"地响，像是有痰在喉咙中，晚上咳嗽时，可能会把吃的奶吐出来，有的婴儿会持续一冬天不好。这主要是由于湿度过低，致使呼吸道黏膜干燥，纤毛运动力降低，清除器官废物的能力降低造成的。而渗出体质的宝宝，气管内分泌物比较多，加之分泌物粘稠，不易被清理，宝宝的嗓子就会出现"呼噜呼噜"的声音。

娜娜于2014年春天出生，是个白净可爱的小姑娘，快2个月时，有时嗓子里会发出"嘶儿嘶儿"的声音，抱着她的时候，有时手会感觉到她胸部发出的声音，像摸猫咪身体时的感觉一样，半夜或是黎明时候，孩子会咳嗽，有时会将喝下去的牛奶全部吐出来。可是娜娜非常健康，经常露出笑脸，喝奶很好，体温也不高，没什么其他的不适。娜娜的家人不放心，带她去看医生。医生说，她这是积痰，发出的"嘶儿嘶儿"的声音叫痰鸣，这种积痰是支气管分泌稍旺盛的表现，像汗或者口水分泌有个体差异一样，支气管分泌也是如此，支气管分泌痰液旺盛的婴儿不应该被当作病人看待。

宝宝妈妈问孩子能不能洗澡，医生解释说，如果洗澡后孩子痰鸣没有加重，食欲没有变化就可以洗，洗澡是对皮肤的一种刺激，也是一种锻炼。

易积痰体质的宝宝痰鸣持续时间会比较长，不必过于紧张，经过一段时间的锻炼会逐渐好转。娜娜6个多月的时候，痰鸣声已经听不到了，体重、身高都在标准值以上，可见痰鸣对孩子的生长发育并没有不良影响。

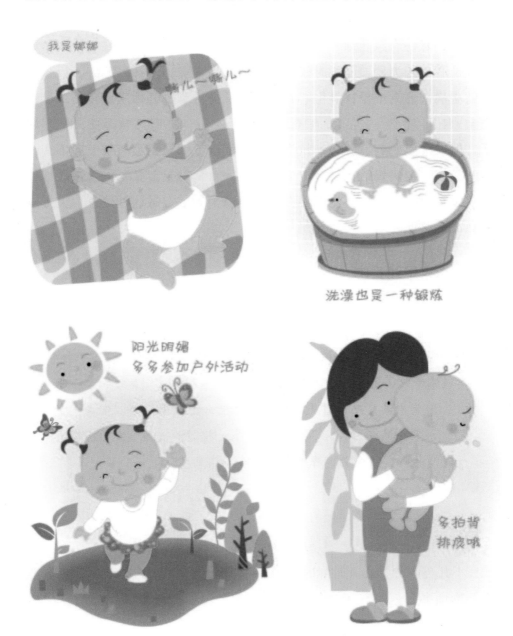

痰鸣的错误处理

但有的家长并不像娜娜妈妈这么理智，能对宝宝的痰鸣淡然处之。

我照顾的另一个宝宝出生20多天的时候，吃奶、喝水时嗓子都会发出声音，好像有东西堵在那里，头换个方向或换个体位就好了。宝宝妈妈很担心，因为她自己小时候有过敏性支气管炎，身体很不好，一到冬天就犯病，非常难受，她担心儿子是不是遗传了她的体质。我告诉她，宝宝刚出生不久，喉部发育不成熟，所以会有痰鸣，等再长大些就好了。但宝宝妈妈老不放心，认为是孩子气管不好。我服务结束后不久，有一天，宝宝妈妈给我打来电话，说她去医院给宝宝做了气管镜检查，宝宝确实只是痰鸣，不是气管炎。给这么小的宝宝做这种检查，宝宝一定受了不少罪。

 李大姐经验谈

痰鸣的宝宝，晚上不会因为咳嗽而睡不着，只是嗓子发出"呼噜呼噜"声，对于这样的宝宝，家长不要过于紧张，在阳光明媚的时候常带孩子到室外接触空气，加强对皮肤和支气管黏膜的锻炼。

宝宝出现痰鸣，首先可以从饮食上进行调理，给宝宝多吃蔬菜、水果，多喝白开水，多拍背排痰，按时补充维生素D。等天气慢慢转暖，孩子的"呼噜"声就会不治而愈了。

专家点评

小儿痰鸣，指小儿咳嗽时喉中有痰鸣声。婴幼儿咽喉和器官发炎，分泌物增多，就引起了咳嗽，而宝宝太小还不会咳痰，痰液积存在咽喉，呼吸时就会发出"呼噜呼噜"的痰鸣音。如果病情不严重的话，1~3天会自动痊愈；如果咳嗽比较严重的话，就要吃一些消炎、止咳和祛痰的药。但是宝宝应尽量少吃止咳药，因为痰液咳出有利于疾病恢复。可以根据李大姐的护理方法，注意给宝宝多喝水，保持室内空气潮湿，有利于痰液的稀释、排出。

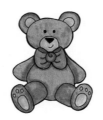

肠痉挛or肠套叠：突然哭闹的宝宝，你知道为什么吗？

什么是肠痉挛

肠痉挛多见于3个月之内的婴儿。孩子吃奶时，没有将乳晕完全含进去，只含着乳头，这样宝宝容易吞咽空气，拍嗝拍不出来，这时孩子会突然出现哭闹、肚子胀、双手紧握拳等现象，放屁后缓解。

2009年12月出生的孙可一直纯母乳喂养，每次吃奶后都能拍出嗝来。有一天我下班后，妈妈给宝宝喂奶，当时宝宝太饥饿，没有把乳晕含进去，只含住了奶头，加上吃奶时又一直不停地大哭，结果吃奶的过程中宝宝吞咽了大量空气，拍嗝又没拍出来。晚上，孙可就大哭不止，家长赶紧给我打电话，我当时距离他家很近，就赶过去了，看到宝宝一直在哭闹，肚子胀、发紧，双手紧握拳头，我就判断是肠痉挛。于是我把双手搓热，捂在宝宝的肚脐上，如此持续了十几分钟，宝宝放了屁，就不哭了。

李大姐经验谈

遇到这种情况，可采用以下手法：

1. 搓热手心，捂在宝宝肚脐上。

2. 尽量轻拍婴儿背部使之打嗝，减轻腹胀。

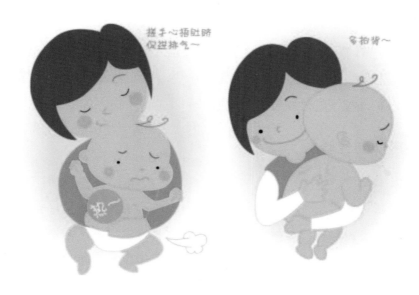

搓手心搭肚脐促进排气～

多拍背～

什么是肠套叠

2个月到2岁之间的孩子是发生肠套叠的高危年龄，这个时期的宝宝胃肠系统发育还不完善，需要家长特别注意。

森森是我照顾了很长时间的一个宝宝。7个多月的时候，下午吃完饭我带森森出去玩，本来好好的孩子突然开始不停地哭闹，接着大口大口地呕吐起来，脸色蜡黄，但哭了一会儿又好了，因为他每天下午都加餐，我以为是孩子吃多了，可不一会儿他又开始呕吐起来，哭闹得也更厉害。我赶紧带森森去医院检查。

医生在森森的腹部摸到了小小的包块。呕吐、腹痛、哭闹、腹部有包块，这些指征都很像小儿肠套叠，医生赶紧让森森做X光确诊，并告诉森森爸爸，如果真的是肠套叠就危险了，必须及时手术，否则孩子可能会出现肠坏死等严重后果。

果然，如医生判断的那样，是肠套叠。医生赶紧给森森做了"空气灌肠"手术。将灌肠管道从宝宝肛门插入，将空气灌入套叠的肠子里，森森的肚子像个球一样鼓起来，进入肠子的空气压迫套叠的肠子退回原处复位。手术过后，森森好了，不哭闹了，但也吃了不小的苦头。

医生给森森爸爸解释了孩子肠套叠的原因，一方面孩子先天肠道发育不是很好，另一方面孩子又特别好动，一个先天因素，一个后天诱导，所以护理孩子的时候要格外用心。

♥ 李大姐经验谈

每天给宝宝洗完澡做抚触的时候，我都会特别摸摸宝宝易发生肠梗阻的部位，如果宝宝肚子不自觉收缩，像不乐意别人触碰一样，我就轻轻地抚摸宝宝的腹部，使肠部顺畅，然后用手轻轻托起宝宝臀部，使之离开床面，如此反复几次，之后再碰碰宝宝的肚子，宝宝的抗拒感就没有了。用这样的方法，可以有效防止宝宝的肠套叠发作。

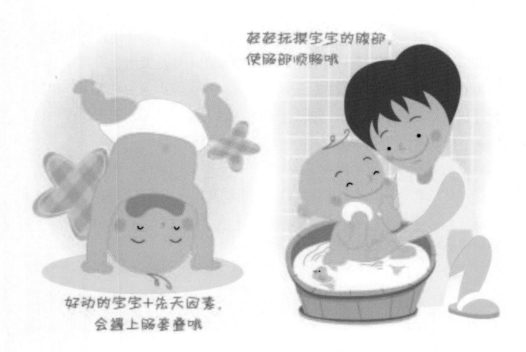

轻轻抚摸宝宝的腹部，
使肠部顺畅哦

好动的宝宝＋先天因素，
会遇上肠套叠哦

　　肠痉挛是指由于肠壁平滑肌阵发性强烈收缩而引起的阵发性腹痛，是小儿急性腹痛中的常见症状。如果不严重，家长可以用热水袋捂婴儿腹部，服用二甲基硅油等，严重者可用解痉药（如西托溴铵）阻断平滑肌的毒蕈碱型受体，或者改变饮食以及辅助药物治疗。

　　肠痉挛的预防很重要，家长在节假日期间一定要注意合理安排好孩子的饮食起居，避免孩子摄入过量冷饮及不易消化的食物，一旦出现腹痛现象，应及早治疗。

红色尿：血色的尿液，你有没有被吓着？

什么是新生儿红色尿

有的新生宝宝的小便呈砖红色，妈妈异常恐慌而带宝宝到儿科就诊。其实，这是尿中所含尿酸盐的沉淀，并不是一种异常现象。

2007年11月，我护理了一位叫彤彤的宝宝。出院回家那天，午睡醒后我给彤彤换尿布，发现尿布上有红色的尿液，彤彤妈妈见到这种情况被吓哭了，我们赶紧带着彤彤回到医院。大夫看了我们带去的尿布，并检查了彤彤身体后告诉我们没有大碍，说这是新生儿白细胞分解较多，造成尿酸盐排泄增多，而刚出生的宝宝，尿液不多又很浓，所以有点像血了，并非病态，只需要平时多喂一些白水，并按需哺乳，几天之后会自行消失。以后彤彤尿液增多了，就再也没有出现这种情况。

♡ 李大姐经验谈

从出生到28天这段时间的宝宝称为新生儿，新生儿的"红色尿"通常不用担心。

新生儿红尿，主要是因为新生儿小便较少，加之白细胞分解较多，使尿酸盐排泄增加，尿液呈红色。新生儿红尿一般是正常的。如果随着小儿年龄的增长再次出现红尿，其原因就非常复杂了，如果红尿伴有鼻出血、牙龈出血、皮肤出血，这可能是全身性出血疾病，如血小板减少、过敏性紫癜、血友病，甚至白血病等；如果红尿伴有发烧、关节肿痛、皮肤损害、多脏器的损伤时，可能为结缔组织性疾病（如全身性红斑狼疮、结节性动脉炎等），所以家长要重视这一点。

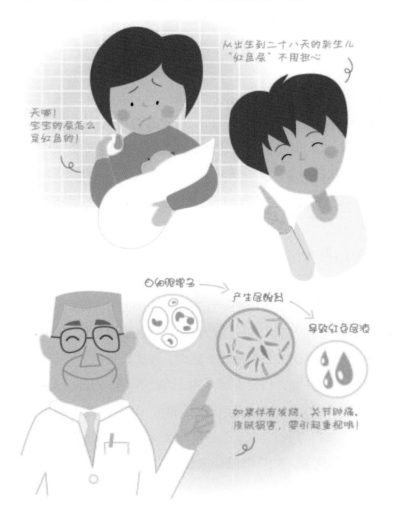

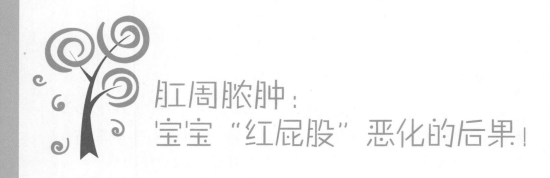

肛周脓肿：
宝宝"红屁股"恶化的后果！

肛周脓肿的早期症状

婴儿臀部皮肤细嫩，很容易破损，而细菌则通过破损皮肤侵入皮内组织，造成感染，使肛门周围出现红、肿、痛，这就形成了肛周脓肿。

婴幼儿肛周脓肿的形成

可能诱发小宝宝肛周脓肿有以下几点原因：

（1）小宝宝的骶骨发育不完善，直肠与肛管呈垂直状态，粪便压迫造成肛窦损伤感染发炎，男孩发病率高于女孩。

（2）小宝宝肛门周围因尿布皮炎，使毛囊、汗腺、皮脂腺感染，造成皮下脓肿。

（3）肛门周围清洁不彻底。

2007年夏天，我护理了一位叫齐齐的宝宝，孩子生下来时非常健康，在退黄疸时引起了腹泻，随后出现了红臀现象，因为齐齐是过敏体质，恢复起来比较慢，加上宝宝臀部的皮肤比较细嫩，皮肤渐渐出现了破损，结果细菌通过破损的皮肤侵入皮内组织造成了感染，每次排便时齐齐都会哭闹，更换尿布时，一碰到脓肿处，也会引起疼痛，因此齐齐非常排斥换尿布。

看到这种情况，我们把齐齐带到医院，医生检查了他的肛门，确定是肛周脓肿，并告诉我们如果这种情况不及时处理，会引起肛瘘，将给孩子造成极大的痛苦，如果细菌侵入血液中，还会引起败血症。

在征得家长的同意后，大夫很快给宝宝进行了一系列检查，根据化验结果，医生给宝宝安排了第二天的切开排脓手术。术后开了抗生素，连续服用七天后回院复查，齐齐恢复得不错。

术后，我护理齐齐时加倍小心，每次宝宝大便后都用温开水冲洗臀部，并且使臀部裸露晾晒，选择透气性好的纸尿裤。在宝宝恢复以后，每次便后冲洗后，还要涂抹护臀膏，不要使用爽身粉，不让红臀再复发。

肛周脓肿的预防与护理

宝宝每次大便后要彻底清洁宝宝的肛周，用温水将肛门清洗干净，并让臀部保持干燥。

掌握好以下护理要点，以有效预防及治疗肛周脓肿：

（1）保持肛门干净、干燥，暂时不要使用纸尿裤，要用透气的尿布，湿了、脏了及时换掉。

（2）涂抹莫匹罗星软膏。

（3）用温盐水冲洗臀部后再用温开水洗一遍，注意擦干，保持肛门干燥。

（4）愈合方式有两种：第一种是红肿消退，不留任何痕迹；第二种是去医院将脓液引出。

（5）肛周脓肿小偏方：用新鲜马齿苋煮水，热的时候先熏臀部，水温合适了再洗，然后再把马齿苋捣烂，敷在脓肿处。

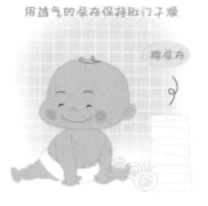

用透气的尿布保持肛门干燥

棉尿布

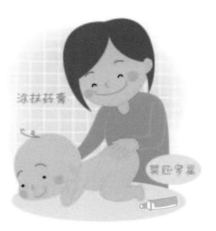

涂抹药膏

莫匹罗星

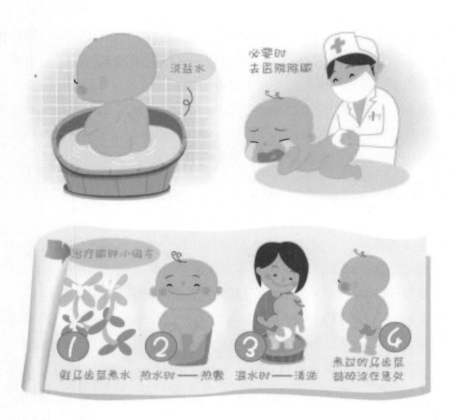

![治疗脓肿小偏方] 淡盐水 必要时去医院除脓
1 鲜马齿苋煮水 2 热水时——热敷 3 温水时——清洗 4 煮过的马齿苋捣碎涂在患处

👆 **专家点评**

肛周脓肿（又名肛门直肠周围脓肿），是由于肛管、直肠周围软组织内或其周围间隙内发生急性化脓性感染，并形成脓肿，称为肛管、直肠周围脓肿。肛门周围皮下脓肿最常见，多由肛腺感染经外括约肌皮下部向外或直接向外扩散而成。其特点是自行溃破，或在手术切开引流后常形成肛瘘，是常见的肛管直肠疾病，常由多种病菌混合感染所致。小儿肛瘘管道较为短浅，排脓后症状可很快减轻，并多数可自愈，部分患儿随年龄增长而自愈，因此，一般不主张进行手术治疗。

会阴部：
原来男宝女宝都要注意！

女宝宝要注意

1. 阴唇粘连

阴唇粘连出现的原因是女婴外阴和阴道上皮薄，阴道的酸碱度较低，抗感染能力差，如果不注意局部卫生会发生外阴炎。如果外阴炎并发溃疡，小阴唇表皮脱落，加上女婴外阴皮下脂肪丰富，使阴唇处于闭合状态，很容易形成假性阴道闭锁。

程程是我在2011年夏天护理的女宝宝。出生后42天，程程回出生医院打预防针，同时进行新生儿例行查体。大夫在检查程程会阴部的时候，发现孩子发生了阴唇粘连，这可急坏了孩子的妈妈，我们赶紧又去了另一家医院儿科再一次检查，得到的是同样的结论。

医生给我们开了处置单，到处置室，护士给程程做了个分离的小手术，先对其会阴部进行消毒并喷洒麻醉剂，麻醉后用探针探开，最后涂抹抗生素。程程并没有哭闹，应该没有多大疼痛感，之后开了抗生素喷剂，要我们给程程每天喷2~3次。经过三天用药，程程完全康复了。

但是阴唇粘连手术并不是一劳永逸的事，如果护理不当，以后还会发生。所以在日常护理中我更加细致，每天睡前我都要给程程冲洗外阴部，保持清洁，并注意晾晒，平时注意使用透气性好的尿布或纸尿裤，经过精心护理，程程的会阴部再也没有出现粘连的情况。

如何预防阴唇粘连?

1. 睡前清洗外阴,保持外阴清洁。

2. 使用透气性好的尿布或纸尿裤。

3. 不要把宝宝臀部包裹得太严,尤其在夏天。

4. 患外阴炎要及时就医治疗。

5. 发现阴唇粘连要及时处理,用手轻轻将其分开并涂上抗生素,如果分不开,不要强行处理,应就医治疗,必要时进行手术治疗。

2. 处女膜脱垂

文文是剖宫产出生的女宝宝,出生2个小时后,文文和妈妈一起被送回到病房。我在给文文做全身检查时,发现她的阴道口有一块儿肉皮组织一样的东西。不会是处女膜脱垂吧?一个念头闪过我的脑海,于是我赶忙找来医生检查,医生给文文仔细做了检查,最终他的诊断证实了我的判断,果然是处女膜脱垂。

文文爸爸没想到自己刚出生的女儿会出现问题,心情一下跌到谷底,文文妈本来难看的脸色更加没有血色了。医生安慰他们,只要严格按照要求护理宝宝,这种症状通常3个月后就会自行恢复,轻度的不需要手术,重度脱垂才需要手术治疗,并指导了以后的护理方法:每次宝宝大便后用流动的水来冲洗会阴部,不能用力擦拭脱垂的组织,每天晾晒臀部,选择透气性好的尿布或纸尿裤。在之后的日子里,我严格按照医生嘱咐的方法护理文文,没有发生交叉感染,3个月以后复查时,文文的处女膜就恢复正常了。

　　对于新生儿，家长及护理人员要注意做仔细的全身检查。医生检查往往不会像家人那么仔细，有的问题可能发现不及时，女宝宝就要注意处女膜脱垂这一项。

　　在新生女宝宝会阴部发现不明物质，不能当杂物擦掉，而应该及时联系医生确认。处女膜脱垂如不及时发现，会被粗心地弄破。

　　处女膜脱垂的处理重点是保持会阴部清洁干净，防止引起宝宝上行感染，损害生殖系统。每次大便后用流动的水来冲洗会阴部，不能用力擦拭脱垂的组织，并每天晾晒臀部，选择透气性好的尿布或纸尿裤。

男宝宝要注意

1. 阴茎炎症

　　丁丁是我2005年12月份开始照顾的男宝宝，出生时非常健康，每次大便后我都给他清洗臀部及会阴部。一天，我发现丁丁的阴茎有些红，我们立即带宝宝到医院做检查，大夫说宝宝的阴茎有炎症。

💟 李大姐经验谈

　　在男宝宝的儿童期，阴茎的包皮都是包着龟头的，其内温度高、湿度大，细菌易于繁殖，容易发生炎症，而且包着龟头的地方为"藏污纳垢"之处，是重点清洗部位。所以，要经常将男宝宝的包皮轻轻翻开，露出龟头，用洁净的温水清洗。清洗时，动作要轻，忌用含药性成分的液体和皂类，以免引起刺激和过敏反应。清洗后，要轻轻擦干，将包皮轻轻翻转回去。

　　男宝宝的阴茎部有炎症，一定要控制在初期，及时发现，及时清理污垢，如果炎症厉害了，会通过尿道侵入宝宝的膀胱，那就必须去医院进行处理。

2. 包皮口过紧

2006年7月，我护理了一个叫肖肖的宝宝，有了照顾丁丁的经历，我对男宝宝会阴部的护理特别留心，结果我发现肖肖的包皮口特别紧，没法像有的小男孩那样将包皮翻开露出龟头清洗，于是我和肖肖爸妈带孩子到医院检查。大夫说肖肖属于天生包皮口狭小，护理时要尤其注意，千万不能强行翻转，否则会造成外伤或嵌顿性包茎，尤其要注意阴茎头部的清洁，尽可能洗干净，不让里面沾上过多的污垢，同时要注意保持干燥。这样的宝宝应该在4~6岁到正规医院泌尿科进行包茎手术。

 李大姐经验谈

> 包皮口过紧的男宝宝尤其容易感染，感染了就会引起发烧，所以清洗尤其重要。清洗的时候，适当给宝宝撸一撸，但一定要注意力度，要轻柔，如果撸不上去不要勉强。
>
> 有的宝宝包皮口过紧的情况会随着长大慢慢缓解，有的宝宝则需要手术治疗才能缓解，什么时候治疗还是需要咨询医生。
>
> 平常我们所能做的就是加强护理，每天都要给宝宝进行清洗，洗浴的时候用清水，千万不能打肥皂，也不能抹酒精。切记，男宝宝的阴茎不能接触刺激性的东西，如果发现有发红的现象，可以用淡盐水清洗，再严重一些的可以涂抹红霉素软膏，效果很好。

专家点评

婴幼儿会阴部的护理非常重要，李大姐也清楚地阐明了男女宝宝会阴部的护理方式不完全相同。

女宝宝的阴道属于外生殖器官，兼有排泄功能。清洗女宝宝的阴部要注意顺序，要从上到下、从前到后清洁，并且家长应尽早给女宝宝穿满裆裤，尽量减少细菌和阴部直接接触。

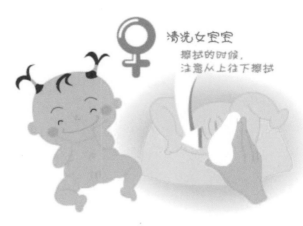

清洗女宝宝
擦拭的时候，注意从上往下擦拭

男宝宝会阴部也兼有排泄和生殖功能，并且阴囊、阴茎皮肤皱褶多，汗腺多且分泌力强，汗液、尿液及粪便残渣易污染到阴茎、阴囊和会阴区，容易导致细菌等微生物的繁殖。

清洁男宝宝的会阴部时，轻轻将包皮往上推送，露出龟头，然后用清水轻轻冲洗，以保持包皮囊内的清洁，不要让冠状沟处生出包皮垢。

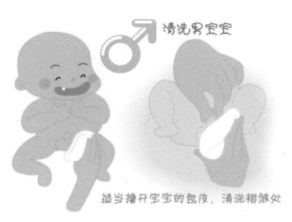

清洗男宝宝

适当撸开宝宝的包皮，清洗褶皱处

此外，家长们应注意，婴幼儿座便器要消毒，清洗会阴部的水温要适宜，清洁用具要独立。